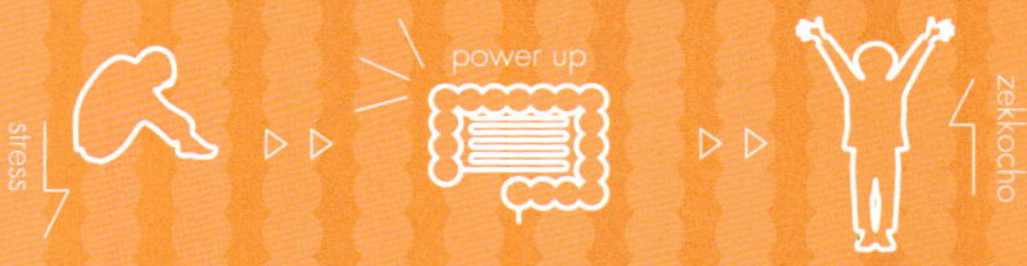

絶好腸!!

ストレス、こころの不調を解消する
腸の鍛え方

東京医科歯科大学名誉教授
藤田紘一郎

清流出版

はじめに ―― 幸せ・不幸せは「腸」が決める

人間は誰でも、幸せになりたいと願っています。でも、幸せって、どこで感じるのでしょうか？　多くの人は「こころで感じる」と答えるでしょう。その通りです。

でも「こころとはどこにあると思いますか？」と尋ねると、答えに戸惑うかもしれません。おそらく「脳」という答えが一般的だと思います。

こころがどこにあるのかは、古くから哲学的な命題でしたが、近年の脳科学の発達によって、「こころ」は「脳」にあるというのが定説になっています。したがって「幸せ」と感じるかどうかは、〝最終的に〟脳が決めるのです。

〝最終的に〟と書いたのは、**実は、「腸」が幸せか不幸かを決めるのに大きく関わっているる**ということを述べたかったからです。

というのは、人間が幸せを感じるためには、脳に「幸せ物質」が行き渡ることが不可欠ということが明らかになったからです。

「ドーパミン」や「セロトニン」などという名前を聞いたことがあるかもしれません。これが「幸せ物質」です。正確にいえば、脳のなかに存在する神経伝達物質。この**「幸せ」を感じさせる物質を生成する前の物質（前駆体）をつくり出し、脳に送り込む働きは、腸が行なっている**のです。

さらに腸は、免疫力にも大きく関わっていることがわかってきました。腸の働きが免疫系を活性化し、心身を健康に保つことで、毎日をイキイキと元気で過ごすことができるのです。

現代に生きる私たちは、多くのストレスにさらされ、誰もがこころに悩みを抱えて生きています。こころを病む人が増え、うつ症状を訴える人がこの数年うなぎ上りに多くなっています。自殺者の数もこの十数年、毎年3万人前後で推移しています。物質的には豊かなはずのこの国で、いったいなにが起きているのでしょうか。

戦前生まれの私には、社会状況の変化を考えても特にこの20年ほど、日本人から極端に元気が失われてしまったように思えてなりません。単に、バブル崩壊後、経済成長が止まったことだけに原因があるのではなく、もっと別の大きな要因があるような気がします。

日本より貧しい国は世界にたくさんあります。私はライフワークにしている研究のため、度々インドネシアなどの東南アジアを訪れますが、人々の生命力、さらに子どもたちの目の輝きが、日本人よりも格段に強いと感じます。国家経済がかなり厳しい状態のメキシコは、自殺率が世界でももっとも低いレベルの国として有名です。

私は、**戦後の生活習慣の変化、環境の変化が日本人の「腸」を、長い時間をかけてさいなんできたことが日本人から元気を奪った**原因の1つではないかと考えています。

腸は、単に食物を消化吸収し、排出するための管（チューブ）ではなく、実は脳と密接な関係を持ち、むしろ脳以上に重要な臓器であるということを、これまで著作のなかでも度々訴えてきました。

日本には古来から、「肚《はら》が据わる」「肚から声を出す」などの言葉があります。「肚」とは、下腹部、臍下丹田《せいかたんでん》のあたりですから、腸のことでしょう。腸が健康でなければ、肚も据わらず、肚から声も出てこないというわけです。

また、元気があって多少のことではへこたれない精力的な人のことを、「あの人はガッツのある人だ」といういい方をしますが、この「ガッツ」も、言葉をたどれば、「ガット」、腸のことなのです。

つまり、「ガッツのある人」とは、「腸の健康な人」のことです。

そうです、腸こそ、この「元気」や「やる気」さらには「幸せ」をつかさどる器官なのです。

本書はこうした見地に立って、「腸を鍛えることが毎日の幸せにつながる」ことを解説していきます。

食生活や生活習慣を見直し、「腸内を健康な状態に保つ」＝「〝絶好腸!!〟で過ごす」こと、それこそがストレスに負けない強いこころをつくり、病に負けない強い体をつくり出していく第1歩なのです。

絶好腸!!

ストレス、
こころの不調を
解消する
腸の鍛え方

目次

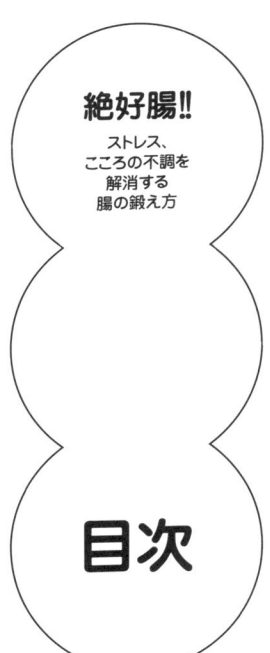

第4章 こころの健康を守る〝腸活性化〟生活術 127

腸内細菌を元気にする生活術

第5章　血液型から総合診断、あなたの「腸内健康法」

編集協力――㈲未来工房（竹石　健・佐藤弘子）
装丁・本文デザイン――松永大輔

第1章

こころと体は「腸」が結ぶ

腸が「幸せ」と「免疫」をつくる

「こころの不調」の原因は腸内細菌へのダメージ

私の知り合いにAさんという30代の女性がいます。どちらかというと家庭的な感じで、周りの面倒をよくみる性格。常々、「こんな奥さんなら、旦那さんは幸せだろうな」と思っていました。

ところが、久しぶりに会ったAさんは、顔色が真っ青で、声に張りがなく、まさに抜け殻状態。聞けば最近、旦那さんと離婚したそうなのです。理由は、よくある〝性格の不一致〟で、堅実な性格のAさんに対して、旦那さんは何事にもアグレッシブな性格。よくいえば猪突猛進型。感情の起伏が激しく、急に不機嫌になり、ときに手が出る旦那さんとの生活にほとほと疲れ果て、離婚を決意したというのです。

子どもさんがおられなかったのがせめてもの救い。でも自立して生活しなければならないAさんは、昔の経験を活かして、以前、勤めていたある生命保険会社で、セールスレディとして再び働き始めました。

近況をお聞きすると、「不安でしばらく不眠が続き、仕事ではミスの連発、毎日がとても憂うつな気分です」とポツリと語りました。このご時世なので、どんな仕事だって大変だと思います。しかも保険業界の再編で生保を取り巻く環境は激変。契約ノルマに左右される生保レディの仕事は、以前とは比べものにならない厳しさだそうです。

Ａさんは一見明るい性格ですが、自信があるタイプではなく、人に気を遣う性格です。職場の上司に無理な営業ノルマを課されても、叱責されても、なかなか「無理です」とはいえず、自分の気持ちをため込んでしまうのです。

Ａさんは、次第に行き詰まっていきました。それでもなんとかしなくてはと、営業成績を上げるため、無理に無理を重ねました。その結果、精根尽き果て、軽いうつ状態に陥ってしまったのです。

私はすぐ、知り合いの専門医を紹介しました。そして詳しく生活状態などを聞いていくうちに、**社会的環境や本人の性格だけでなく、不規則な生活、とくに偏った食生活が大きな影を落としている**ことがわかりました。

Ａさんは過酷なノルマを達成するために、朝早くから夜遅くまで、休日も返上して動き回っています。食事の時間も不規則で、ファストフードやコンビニのお弁当、お惣菜ばかりですましていたのです。以前の、料理上手な奥様ぶりがうそのようです。

コンビニやスーパーで手軽に買えるカップ麺やお弁当、ハンバーガーなどのようなジャンクフードには「合成保存料」や「食品添加物」がたっぷり含まれ、腸内細菌にダメージを与えて、免疫力を弱めてしまいます。

しかもAさんは、買ってきたお惣菜やお弁当を電子レンジで温めて食べていました。電子レンジは電磁波を発生し、余分な「活性酸素」を体内に蓄積させる原因になります。テレビ、携帯電話、駅の自動改札で使うICカードなど、現代生活には電磁波があふれています。

Aさんのうつ症状は、環境の急激な変化や人間関係のストレスなどが主な原因ですが、同時に、こんな無茶な食生活や危険な電磁波が、体ばかりか、こころまで痛めつけていたのです。

Aさんの例は特殊ではありません。最初は「なんとなく体がだるい」「気持ちが落ち着かない」から始まって、「気持ちに張りが持てない」「表情が乏しくなる」「愚痴が多くなる」「コミュニケーションがうまく取れない」などの症状を感じたら、典型的なうつの初期状

こころの健康チェック

下記の項目に該当する場合は、左の欄に✓印をつけてください。

- □ 特に病気はないが、なんとなく体の調子が悪い
- □ いつもそわそわして落ち着かない
- □ 仕事や家事に積極的に向かえない
- □ 感情の起伏があまりない、あるいは激しい
- □ 気がつくと、人の悪口や弱音を吐いている
- □ 家族や友人と会話をしていても楽しくない

✓印が2つ以上ある場合は、要注意です。

強い不調を感じる場合は、早めに心療内科・精神科などに相談しましょう。

態です。健康な生活を送っているようでも、ちょっとしたボタンのかけ違いで、うつになってしまう危険性は、誰もが秘めています。

もし、あなたが「幸せを感じられない」としたら、いますぐ、自分の〝腸内環境〟を見直す必要があるのです。

「ストレス」と「免疫力」と「腸」の関係

「元気で長生き」を実現させるには、こころも健康に保つことが必須条件です。ところが、現代社会ではストレスによってこころの健康が非常に脅かされています。

免疫力の70％は腸でつくられ、残りの30％はこころ、とくに自律神経が関係しています。この自律神経は、ストレスと深く関係しています。私たちの体は、ストレスを感じると交感神経が優位となり、心臓の拍動が早くなり、筋肉が硬くなり血管が収縮し戦闘態勢に入ります。ストレスが体に与える影響について、生物の進化から考えるとわかりやすいと思います。

生命が誕生した太古の昔から、生物の最大のストレスは敵と遭遇したときです。喰うか喰われるか命がかかった危機を迎えているわけですから、それに対処することが最優先されます。免疫は二の次というわけです。そのために、一時的に免疫の働きは抑えられるのです。こうして生き延びてきた生物進化の頂点に君臨しているのが、私たち人類というわけです。

実は私たちの体には、こうした進化の痕跡が数多く残っています。免疫細胞と病原体の攻防はまさに単細胞時代の、出合った敵と喰うか喰われるかの戦いを彷彿させると、私は密かに思っています。そういう意味では、人間も生物であり、動物なのです。

文明の発達によって現在では、ストレスも人間関係や仕事など多様化していますが、基本的にストレスに対する体の反応は同じです。ですから、常にストレスにさらされ、交感神経が優位な状態が続くと、やがて免疫力が低下するという負のスパイラルに陥ります。

このようにストレスと免疫力は深い関係にあります。

その免疫力をつくっている最大の器官が腸ですから、腸の働きも次第に弱ってくることになります。つまり、**腸とストレスと免疫力の３つは、お互いに影響し合うトライアングルのような関係**なのです。

胃から大腸に至る**「腸管」には、１０００種類、１０００兆個もの細菌が存在する**といわれますが、腸には食べ物と一緒に細菌やウイルスといった病原体などの異物も侵入してきます。体に有害な働きをするこれらの異物をシャットアウトするため、腸管には、免疫細胞全体の約70％に当たるリンパ球が存在しています。これをコントロールし、栄養分のみスムーズに通過させ、病原体にだけ免疫反応する仕組みは、腸内細菌が担っています。

つまり、**私たちの体は腸内細菌が減ると、免疫機能が正常に働かなくなってしまう**のです。いうまでもなく、免疫システムが上手に働かないと体の不調につながり、「こころ」に強く影響を与えます。体の抵抗力が落ち、気分も落ち込んでいきます。

しかし免疫力が上がって自律神経やホルモンのバランスが安定すれば、「こころの病」が表面化することが抑えられます。体が快調なら、こころの病が表面化せずにすむかもしれません。

ですから、**腸を元気にすれば、多少のストレスにも負けることもなく、さらに免疫力もアップすることになる**のです。

食生活の2つの罠

現代人にうつが多いのも、煎じつめれば〝腸に元気がない〟からだといえます。たとえばAさんのように、忙しいために食事の時間が不規則、インスタント食品やハンバーガーなどのファストフード、あるいはスーパーやコンビニのお惣菜ばかりを食べていると、栄養が偏り、「幸せ物質」であるセロトニンやドーパミンの原料となるトリプトファンやフェニルアラニンといった必須アミノ酸が不足してしまいます。

もともとセロトニンは、必須アミノ酸の１つトリプトファンから酵素やビタミンの力を借りてつくられる物質で、脳にはわずか２％があるだけです。

ところが、原料となるトリプトファンやビタミンが不足すると、十分にセロトニンをつくり出すことができず、脳への供給量も減少してしまうのです。セロトニンが不足するのは、セロトニンの前駆体をつくる腸内細菌の減少が最も大きな要因となるのです。

当然のことですが、食事の内容も大きく影響しています。なにより、原料となるトリプトファンそのものの摂取量が足りないこと。さらに、ビタミンやミネラルの不足によって、トリプトファンからセロトニンをつくる「酵素」が機能せずに、セロトニンが不足してしまうことです。

また、たとえ十分なたんぱく質を摂っていたとしても、トリプトファンの比率が他の必須アミノ酸に対して低下すると、自殺や暴力が増加することがわかってきています。

このように、ストレスや食習慣によっても、うつ病とまではいかなくても、「うつ的な症状」を引き起こすことになるのです。

さらに問題なのが、インスタント食品やファストフード、お惣菜などに含まれている食品添加物です。最近ではスナック菓子から飲料水に至るまであらゆる加工食品には、香料をはじめ保存料などの添加物が含まれています。

こうした添加物は、腸内細菌を殺してしまうことが実験で明らかになっています。つまり、**現代人の食習慣がセロトニンやドーパミンなどの原料となる必須アミノ酸の不足を招いていることに加え、腸の元気の素ともいうべき腸内細菌を殺しているのです。**この2つが重なると、腸はたちまち悲鳴をあげてしまいます。

現在の日本人の多くは、「カロリー過多の栄養失調状態」にあります。カロリー的には申し分ないどころか、摂取カロリーは過剰気味。でもその半面、栄養が偏り、セロトニンやドーパミンといった「こころの免疫力」をつくる肝心の栄養分が不足しているというわけです。

腸の元気がなくなれば、当然、細菌・ウイルスなどの病原体の攻撃にも太刀打ちできません。東南アジアを旅行した人々のなかで、日本人だけがコレラになったというニュースをよく耳にします。欧米人や現地の人々はなんでもないのに、なぜか日本人だけがコレラ

普段の食生活チェック

下記の項目に該当する場合は、左の欄に✓印をつけてください。

- □ 朝・昼・晩、３食ちゃんと食べていない
- □ 食事の時間が不規則になりがち
- □ 外食や、コンビニの弁当、インスタント食品が多い
- □ スナック菓子や清涼飲料水を好んで摂る
- □ 野菜や果物などを積極的に摂っていない
- □ ヨーグルトや納豆、味噌などの発酵食品を摂っていない

✓印が多いほど、腸内環境が整っていない可能性があります。

まずは食生活を見直して、腸内環境を整えましょう（4章参照）。

にやられてしまう。それこそ、日本人の免疫力が低下している証拠ではないでしょうか。

多くの人は、ストレスフルな生活を送っているから体調を壊したり、うつになったりすると思っているようです。でも、同じようにストレスフルな生活を送っていても、元気な人もいます。その差はどこにあるのかというと、これまで説明したように腸の健康状態にあり、腸内細菌の状態にあります。

腸を元気にすれば幸せ物質が正常に脳に供給され、ストレスにも強くなり、免疫力もアップします。ひいては「こころの免疫力」も高まり、うつにもなりにくいという好循環が生まれるのです。

薬だけではうつは治らない

最近、うつ症状を訴える人が増えています。うつに悩む大人やすぐにキレる子どもが増え、認知症のお年寄りも少なくありません。また、統合失調症などのこころの病も増えています。厚労省によると、1996年には国内で43万3000人だったうつなどの気分障害の患者数は、2008年に104万1000人に増えています。これは、10年あまりで約2・4倍に増えたことになります。日本では軽度のこころの病では病院にかからない人も多く、実際にはすでに３００万～５００万人に上るのではないかといわれています。しかも困ったことにうつ患者の３人に１人は薬が効かず、２人に１人はうつを再発するといわれています。

うつが引き金で自ら命を絶つ人も少なくありません。日本の自殺者はずっと年間３万人台で推移してきましたが、２０１２年は３万人を切りました。政府などの対策が功を奏したのか、ほんの少しだけ減ってきており、ＷＨＯ（世界保健機関）が発表している世界各国の自殺率では世界10位です（２０１３年）。日本より上位なのは、上から順にリトアニア、韓国、ロシア、ベラルーシ、ガイアナ、カザフスタン、ハンガリー、ラトビア、スロベニアで、韓国を除けば、いずれも政治的に不安定な国ばかりです。政治体制が安定した先進国では、日本の自殺率が２番目なのです。世界第２位の韓国は、最近、厳しい競争社会の弊害が取り沙汰されています。私見ですが、急激な経済・教育などの環境の変化によるストレスや進んだＩＴ環境による電磁波の影響、古くからの理想的な食習慣の崩壊などが原因ではないでしょうか。

死を選んで苦しみから逃れた本人はまだよいかもしれませんが、残された家族の悲しみはいかばかりでしょう。残された者たちは、その後の日々を、深いこころの傷痕を引きずりながら暮らしていかなければなりません。

うつは本人だけの問題ではなく、周囲まで「負の連鎖」に巻き込むことがあります。本人の治療はもちろん、その周囲の人々や家族のこころのケアや、ときには治療も必要になるのですから、これを薬の力だけで治療しようというのは、どだい無理な話です。

うつの治療には、もちろん薬の内服も必要なのですが、薬さえ飲んでいれば治るというわけではありません。薬の服用だけで治るケースもまれにありますが、この場合でも表面上は治ったかのように見えて、後でまた別の病気として再発する例が多いのです。

うつを根本的に治すためには、こころのケアが不可欠です。しかし、多くの精神科では対症療法しか施していません。現在、うつの治療はＳＳＲＩ（選択的セロトニン再取り込み阻害薬）という抗うつ剤投与が主流です。ですが、この薬は一時的に症状を改善させるだけで、根本治療にはなっていないのです。

●●●うつの原因はセロトニン不足

うつは、脳内のセロトニンが不足すると発症しやすくなります。セロトニンは、消化器系、血管系、神経系の働きに重要な役割を果たす「アミン類」の１種で、腸や血小板、中枢神経などに分泌しています。したがって、**うつを予防・改善するためには、脳内のセロトニンを増やせばよい**のです。

そこで、セロトニンの脳内での濃度をあげる薬として開発されたのがＳＳＲＩです。これを飲めば一時的にセロトニン濃度が上がり、うつの症状が軽くなったり消えたりすると、大いに期待されました。

蛇口から水がチョロチョロしか出ない状態を想像してください。そんな状態でもシンクに水をいっぱい溜めるには、とりあえず排水口に栓《せん》をすれば、なんとか溜まるでしょう。ＳＳＲＩはこの排水口の栓のようなものです。

でも、なぜ水がチョロチョロとしか出ないのか、その原因を考えると、もしかしたら、供給される水量が少ないのか、あるいは蛇口そのものに欠陥があるのかもしれません。それでは、いくら排水口を塞いでも問題を解決したことにはなりません。

ＳＳＲＩも同じです。うつの根本的な原因ではなく、とりあえずセロトニンの量を増やすことだけに主眼を置いたのです。セロトニンは神経細胞同士の結び目であるシナプス内に放出されますが、放出されたセロトニンは、速やかに神経末端にある「セロトニン・トランスポーター（運び屋）」によって回収され、再び神経細胞に取り込まれ再利用されています。

いわば、セロトニンはリサイクルされていたのです。SSRIはこのリサイクル回路にフタをすることで、脳内のセロトニンの濃度を高める薬だったのです。

まず腸の健康を取り戻す

もう少しだけ詳しく説明します。神経細胞同士はシナプスを形成して、お互いに末端が結びついています。といっても完全にくっついているわけではなく、ごくわずかの隙間がありますす。これを「シナプス間隙」といいます。この隙間に情報を伝える側の神経末端から、セロトニンが放出されます。情報を受け取る側の神経末端には「セロトニン・レセプター（受容体）」があり、放出されたセロトニンが受容体に取り込まれてはじめて作用するようになっています。

ところが、うつ状態の人はセロトニン神経系の働きが弱く、このシナプス間隙に放出されるセロトニンの量が少ないために、セロトニン・レセプターにセロトニンが作用しにくくなっているのです。

そこで、セロトニン・トランスポーターが再吸収してしまわないように阻害することで、シナプス間隙のセロトニン濃度を高めようとしたのです。つまり、ＳＳＲＩは一時的にセロトニンを増やし、元気になったような効果を与える薬に過ぎなかったのです。当然のように「薬が効かない」「飲んでいるがうつが再発する」という報告が世界中から寄せられるようになりました。

それだけでなく、ＳＳＲＩには重大な副作用があることが明らかになりました。ＳＳＲＩを飲み続けていると気分が不安定になり、暴力的になったり、イライラし、怒りや不安で「キレる」ようになり、場合によっては自殺を引き起こしかねないことが明らかになったのです。

ＳＳＲＩはうつの根本的な原因である「セロトニン神経系の働きの低下」を治すわけではないので、効果が一時的であったり、効き目が弱くなって薬の量を増やさざるを得なくなり、やがてさまざまな副作用が現れるのです。根本から解決しなければ、うつ傾向の人は、その後も「うつの再発」という大きな爆弾を抱えたまま生きていかざるを得ません。

結局、脳や神経を薬漬けにするだけでは、うつは治らないということです。人間の体全体を考えなければなりません。根本的治療をしないから社会復帰ができず、いったん復帰しても、また再発してしまうのです。

私は、脳や神経を薬漬けにするより、「腸の健康」を取り戻すことが先決だと考えています。

もともと多くのうつでは、セロトニンを放出する仕組みはちゃんと機能しているのに、脳内のセロトニンが不足する状態になっているのです。ここをきちんと解決しない限り、根本的な治療にはなりません。

こころの健康の鍵は腸内細菌

こころの動きをつかさどる神経伝達物質

私たちのこころの動きは、すべて「神経伝達物質」の働きに左右されています。たとえば素敵な人を見ると胸がときめいたり、面接に失敗したらどうしようと不安になるのも、「ドキドキ」も「顔が赤くなる」のも「気持ちイイ！」も「感動する！」も、すべて脳内で生成される「神経伝達物質」の働きによるものです。

脳というのは、正確にいえば神経の束です。眼、耳、鼻、口、皮膚などの「五感」を通して得られた情報は、体中を縦横に走る神経を通じて、脳にもたらされます。たとえばリンゴを見ても、眼がその正体を判断するわけではありません。その情報が脳に伝えられてはじめて、「あ、これはリンゴだ」とわかるのです。

よく、脳は微小な電流によって情報を伝えるといわれます。脳に微小な電流が流れているのは間違いないのですが、**神経と神経の間で情報を伝えているのは電流ではなく、その**

電流の刺激によって放出される神経伝達物質です。

神経伝達物質は代表的なものに、ドーパミン、セロトニン、ノルアドレナリン、アドレナリンなどのアミン類、アセチルコリンなどがあります。

セロトニンに関しては、脳に存在するセロトニンはたった2%にすぎないと述べました。人間の体内には約10ミリグラムが存在していますが、このうちの90%は小腸の粘膜上の「EC細胞（クロム親和性細胞）」で合成され、貯蔵されています。EC細胞はセロトニンを合成する能力を持つ器官で、ここで合成されたセロトニンは、腸などの筋肉に作用し、消化管の運動に関与しています。残りのうち8%が血液中の血小板に取り込まれ、必要に応じて使われています。ただしこれは、腸管粘膜から遊離したものを取り込んでいるにすぎません。

セロトニン神経系は、脳の視床下部や大脳基底核、延髄の線核《せんかく》などにあって、高濃度に分布し、人間の精神活動に大きく関与しています。**「たった2%」が、私たちの〝幸せ〟〝不幸せ〟を決めているのです。**

●ドーパミンは「幸せを記憶する物質」

ドーパミンは、人間の性欲、感覚、興奮のメッセージを伝える脳内物質で、「快感」に深く関わります。「楽しい」「うれしい」と感じるときはこのドーパミンが分泌されていて、この分泌が多いと意欲や渇望感がわき、やる気がみなぎってきます。悪い面では麻薬やギャンブル、お酒、たばこがやめられないのも、すべてこれが関係しています。

ドーパミンは、好きになってやめられないものを記憶する物質、つまり〝幸せ〟を記憶する物質であり、幸せという「心地よい記憶の持続」を促します。

そして目標が達成されると、「次はもっと」というやる気がわき、より一層、努力するという構造になっていますが、逆にドーパミンが足りないと、悪い記憶にさいなまれるようになってしまいます。

また、人が人を愛するときの男女間の深い愛情をつくり上げる物質でもあり、これが十分に分泌されていれば、相手に対する愛情を持ち続けることができます。反対に浮気性の人は、ドーパミンの分泌が過剰、あるいは不足ということもいえるでしょう。

アドレナリンやノルアドレナリンという物質もあります。これもドーパミンと同じ興奮物質ですが、こちらは、いわば生命の危機や心身の不快と闘うための脳内物質。アドレナリンは脳を覚醒させる作用や集中力を高める効果があります。ノルアドレナリンは、「怒り」や「危険に対する身構え」をもたらします。交感神経を活性化させ、心拍数や血圧を高めます。また「不安」や「恐怖」とも関係するので、試験や面接の前にドキドキ・ハラハラするのも、ノルアドレナリンの働きのせいです。

●セロトニンは「不幸を蹴散らす元気の素《もと》」

セロトニンはひと言でいえば、「不幸を蹴散らす元気の素」です。人が不遇な状況に陥ったとき、〝逆境〟のときに気持ちを奮い立たせ、やる気を起こしてくれる神経伝達物質です。いわば脳を覚醒させる物質ですが、これが足りないと疲れやすくなり、集中力が続かなくなります。

セロトニンには、大きく分けて2つの役割があります。

その第1の役割は、**心身を常に平穏な状態に保つようにコントロールする働き**です。

最近、「突然キレる」人が増えてきて、ふとしたきっかけで、自分自身の気持ちや行動を制御できない人が多く見られますが、その原因の1つにセロトニン不足があります。セロトニンが減ってくると怒りやすくなったり、興奮が抑えられなくなるからです。

第2の役割は、**自律神経のコントロール**です。ご存知のように自律神経は交感神経と副交感神経に分かれていますが、人間は就寝時や安静時は副交感神経が活発に働き、目覚めて活動すると交感神経が優位に働くようにできています。セロトニンは、寝起きで目覚めていない脳や体を覚醒させ、「やる気」をもたらす役目を果たしているのです。

ただしセロトニンは、時間の経過とともに減ってしまうのです。朝には一定量あるセロトニンが、夕方には大きく減少していきます。

これもセロトニンの〝ウィークポイント〟といえますが、それ以上の弱点は、**セロトニンがストレスに非常に弱い**ことです。人間は精神的、肉体的なストレスを受けると、脳の視床下部に刺激が伝わります。ここには体温、睡眠、代謝などをつかさどる中枢がありますが、ストレス中枢もここにあり、大きなストレスを受けると、セロトニン分泌量に影響を与えてしまうのです。これが続くと、やがて「うつ」につながっていきます。

セロトニンとうつの関係については、興味深い事実があります。糖質コルチノイドというストレス物質が増えると慢性的なセロトニン不足が起こり、うつの引き金を引いてしまうのです。

糖質コルチノイドはストレスによってつくられます。ストレスを我慢していると、これがどんどん増え、不調の原因になってしまいます。「我慢強い人ほどうつになりやすい」というのは、こういう理由があるからです。

セロトニンも、もともとは腸内細菌間の伝達物質の1つに過ぎないと考えられてきました。あえてたとえると、映画を撮影するときの〝その他大勢〟のような俳優の1人で、けっして抜きん出た存在ではなかったのです。

ところが、さまざまな研究などによって、その重要な役割が明らかになってきました。**いまの日本人にとって〝現代病〟といっても差し支えないくらい増えているうつも、脳内にセロトニンの量が少なくなってくると発症することがわかっています。**

その反対に、「幸せ物質」であるセロトニンの量が増えてくると、脳はスッキリし、幸せな気持ちで満たされてくるのです。

また、うつなどの「こころの病」の前兆に「眠れない」という症状があります。睡眠障害は精神的なストレスや悩みから来ることが多いのですが、眠れないとますますストレスが増幅して悪循環に陥り、うつなどの心身症に発展してしまいます。

人間の眠りについてのメカニズムは、まだ完全には解明されていませんが、眠っているときは「メラトニン」というホルモンが分泌されていることがわかっています。メラトニンは別名「睡眠ホルモン」とも呼ばれる〝自前の睡眠薬〟で、これが分泌されると眠気を催します。私たちが夜、ぐっすり眠れるのは、このメラトニンが分泌されるからです。しかし、セロトニンの分泌が十分でないと、メラトニンも生成されないのです。

昔から「寝る子は育つ」といいます。日中、元気で動き回っている子は、夜、ぐっすり眠ります。動き回って体が疲れるということもありますが、日中、日の光を浴びて動き回ると、セロトニンがしっかり合成され、メラトニンという良質の〝睡眠薬〟がたくさん生成されるからです。

さらにメラトニンには、老化や生活習慣病予防の効果もあります。メラトニンは体内の活性酸素を抑制し、老化を防ぎ病気予防を助けてくれるのです。

腸内細菌なしには幸せ物質は生成できない

最近の日本人を見ていると、こころから笑い、楽しんでいる人が少なくなっているように思えてなりません。笑うこと、楽しい、うれしいといった「快」の感情には、ドーパミンが関係しているので、こころから笑えない人は、ドーパミンが不足している可能性があります。

同じように、うつが日本人に増えてきたのは、セロトニンが不足しているからで、セロトニンの前駆体をつくる腸内細菌の不足が原因だと思います。

ドーパミンやセロトニンのような神経伝達物質の前駆体は、もともと腸のなかで腸内細菌がつくり出し、脳に運ばれていきます。前駆体として運ばれる理由は、脳が、妊娠した子宮の胎盤と同じように、ほとんどの化学物質をガードして簡単になかに入れないようにしているからです。腸内細菌がつくった極小の神経伝達物質の前駆体は、血液脳関門（BBB）を通過して脳に運ばれます。

たとえばセロトニンになるのはトリプトファン、ドーパミンになるのはフェニルアラニンやチロシンというアミノ酸です。体内でこれを合成するには、たんぱく質を口から摂り入れ、さまざまなビタミンの力を借りて合成する必要があります。その働きをするのが腸内細菌なのです。

人間は普通、食べ物からこれら天然のアミノ酸を摂取することで、腸から脳にセロトニンの前駆物質が送られるようになっています。それなのに脳内のセロトニンが不足するのは、セロトニンの前駆物質をつくる「腸内細菌」が減ってしまっているからです。これらの前駆物質は、人間の体内で独自に合成できるわけではありません。したがって天然の食べ物を食べてアミノ酸を体内に摂り入れ、健康な腸内細菌の助けを借りて合成する必要があるのです。

同時に、ストレス、遺伝的な体質、アルコールや薬の飲み過ぎなどが原因で、トリプトファンからセロトニンへの変換が上手に行なわれないのも原因かもしれません。

セロトニンは人間の精神活動に深く関与し、ドーパミンとともに私たちの「幸せ度」「健康度」を大きく左右している重要物質です。そして、それらの**「幸せ物質」に大きく関わっていたのが、まさに腸内細菌の働き**だったのです。

脳が先か？　腸が先か？

一般に、人間は脳で考え、行動していると思われています。でも**本当のところは、脳ではなく腸が行なっている**、私はそう考えています。

もちろん、脳には神経細胞が集まっているので、脳が「考える細胞」の集合組織であることは確かです。しかし腸にも「考える細胞」があるのです。腸には神経細胞が網の目のように張り巡らされていて、**腸は「第2の脳」「考える臓器」**とも称されます。

生物の進化を考えてみましょう。地球上に最初に出現したのは単細胞生物ですが、ここから進化して10億年前に、多細胞生物が生まれました。そして5億年くらい前から、動物は爆発的に進化し始め、「器官」をつくり始めます。進化とは、動物が生存に適した性質を身につけていくことですが、そこで「器官」という特定の働きをする細胞の集団を持つようになったのです。

動物が最初に持った器官は「腸」でした。多細胞動物のなかでもっとも単純な構造をしているのはヒドラやイソギンチャクに代表される「腔腸《こうちょう》動物」です。この動物には腸しかありません。いまでも生物界には脳や脊椎、心臓を持たない動物は無数にいますが、腸がない動物は存在しません。脳がない動物では、腸が脳の代わりをしていて、腸でものを考えていたようなのです。

ということは、脳が情報をキャッチし、脳の指令を受けて体を動かしているのではなく、その逆の場合が多いということです。

つまり、脳が**悲しいと思うから涙を流すのではなく、涙を流すから脳が悲しみをキャッチすることも多い**ということです。脳が**楽しいと感じるから笑うのではなく、笑うから脳が楽しいと感じる**のです。

実は、悲しい場合でも無理に笑うと、免疫力が上昇することがわかっています。これは笑顔をつくれば、脳が間違ってドーパミンなどの神経伝達物質を放出するのでＮＫ（ナチュラルキラー）細胞を活性化させるからです。つまり本来、脳より体の反応が先にあるのです。というと、「でも脳は正しい判断を下せるけど、腸にはできないでしょう」という声が出ます。しかし、必ずしもそうとはいえません。

私たち日本人はいま、飽食の時代に生きています。脳が命じるまま、美味しいものをお腹いっぱい食べています。しかし脳の指令のまま食べていたら、体はどうなっていくでしょうか。あげくが肥満や糖尿病、心臓病などの生活習慣病になってしまいます。

脳は「美味しい」と感じたものを食べさせようとします。一方、腸は美味しいものだけでなく、体によいものをいろいろ食べたいと思っています。でも脳の指令に導かれるままでいると、腸には偏った食べ物ばかりが入ってきます。すると、やがて腸内細菌のバランスが保てなくなり、免疫力が落ちて病気になってしまうのです。

しかも、脳はその食べ物が安全かどうか、判断できません。でも腸には、それができるのです。食中毒菌が混入した食べ物でも、脳は、見た目、匂い、味などに問題なければ「食べなさい」とシグナルを出してしまいます。しかし腸は、菌が入ると激しく拒絶反応を示すのです。腸に入った食べ物が安全かどうかは、腸の神経細胞が判断するのです。すぐに吐き出したり下痢を起こすのも、いち早く生体の安全を守る反応なのです。

腸内に危険な物質が入ってくると、腸は腸内のセロトニンを通じて、脳に「危険な物質を胃から吐き出せ」と命令を出すよう促します。同時に、脳の動きとは関係なく、直接、下痢という手段で体内から危険な物質を排泄するのです。このように、脳の指令がなくても、独自のネットワークによって直接体に命令を発信できるのは腸だけです。

そればかりではありません。いま私たちを取り巻く食べ物は、保存料などを含んだ食品添加物だらけです。たしかに食品添加物を加えた食品は腐りにくく、好きなときに好きなだけ食べられるので便利です。脳は色や匂い、味などを合成的に添加された食品をよろこびます。前に「美味しい」と感じたことを覚えていて、「これを食べなさい」と命令するのです。

こころの不調を訴える人たちの多くは、偏った食品ばかり食べる傾向が強いようです。それは、脳がそうした食事を摂るように命令しているからです。スナック菓子の多くやファストフードなどには脳がよろこぶ物質が含まれていて、体に悪いと知っていても、脳の命令で無理やり食べさせられているのです。

しかしこれが、腸内細菌の大敵。ですから腸はこれを嫌いますが、現代人は、そんな食べ物を美味しいと感じるようになっています。つまり**現代の日本人は、「第1の脳」が、腸という「第2の脳」をないがしろにしている状態**になっているのです。腸にとってはまさに受難の時代です。

また、腸は体にストレスを受けると、不安を打ち消すためにセロトニンを分泌します。そのときセロトニンが急激に増えると、腸が不規則な収縮を繰り返し、動きが活発になります。１種の防御反応です。

その結果、男性ホルモンの働きによって男性は下痢になり、女性ホルモンの働きで女性は便秘になります。さらに強いストレスを受け続けると、腸のわずかな動きでも痛みとして感じるようになります。それはセロトニンが脳に、危険を知らせる信号を送るためです。

脳死の状態を考えてみましょう。**人間の体は、脳が死んだ状態でも生き続けることができます。しかし腸が死んでしまうと、生きていくことができません。**つまり人間の根源的生命力は腸が受け持っている。だから私は、脳以上に腸が大切だと考えているのです。

腸内細菌が脳の発育を促す

それればかりではなく、腸内細菌は、脳の発達や行動にまで影響を及ぼしています。

スウェーデンのカロリンスカ研究所とシンガポールのジェノーム研究所のチームは、腸内細菌を持つマウスと持たないマウスを対象に、それぞれの成長を観察し続けました。

その結果、腸内細菌を持たないマウスは攻撃的で、危険を伴う行動を示したのに対し、腸内細菌を持つマウスはごく穏やかでした。

次に、腸内細菌を持たない成長の初期に腸内細菌を導入し、成熟後に腸内細菌を導入したマウスと比較しました。すると、成長初期に腸内細菌を導入したマウスは、ごく穏やかな性格だったのに対し、成長後に導入したマウスは、腸内細菌がいないマウスと同じように攻撃的な性格になったのです。このことから、**腸内細菌はごく初期から、動物の脳の発達に影響しているの**と、彼らは考えたのです。しかも、腸内細菌はセロトニンやドーパミンなどの脳の神経伝達物質に影響を及ぼすだけでなく、神経細胞のシナプス機能にも影響を与えている可能性があると結論づけています。

そしてこのマウスの脳内の変化を調べたところ、腸内細菌がいないマウスでは神経伝達物質の量が少なかったのです。

これは中国科学院・心理研究所の金峰教授の「豚の研究」と同じ結論を示しています。金教授は、広州にある農場で豚に乳酸菌を混ぜたエサを与えました。すると、豚の病気が治り、それまで狂暴だった豚が急におとなしくなり、人になつくようになったのです。結果的に、豚の肉質もよくなり、豚舎の臭いもあまりしなくなりました。

金教授が豚を選んだ理由は、豚はなんでも食べる雑食性という点で人間と似ているし、腸内細菌についても、人間とほとんど同じ種類が同じような割合で存在しているからです。腸内細菌という視点から考えると、豚は猿などより、はるかに人間に似ているのです。かかる病気も人間とよく似ています。

この実験結果から、**乳酸菌が体やこころの病気にも効果を発揮する**に違いないと、金教授は確信したのです。

乳酸菌が自殺を防ぎ、幸せを呼ぶ

母乳を飲んだ赤ちゃんはスヤスヤとよく眠ります。それは、母乳のおかげで増えた乳酸菌が「幸せ物質」をつくっているためと考えられます。

英語に「バタフライ・イン・ガット」という表現があります。蝶が腸（ガット）のなかで暴れている。つまり「イライラする」という意味です。また、中国語の「忐忑不安（タットーブーアン）」という言葉は、腸が上に行ったり、下に行ったりして、こころが不安になるという意味です。

こころの不調をこじらせる人たちは食事のバランスに気を配る余裕がなくなるのか、得てして自分の好きな物ばかり食べてしまいがちです。すると腸内細菌の種類が少なくなり、セロトニンやドーパミンの合成がうまくできなくなってしまうのです。

また、バランスの偏っている食事や、保存料などの食品添加物の入った食品ばかりを食べていると、体内に硫化水素という神経毒が生じてきます。それが体臭を強めたり、気持ちをイライラさせるのです。乳酸菌はその硫化水素を分解することも明らかになっています。

金教授は自殺の原因やいろいろな精神疾患を調べ、その結果、社会的、心理的な原因だけでなく、生物学的な要素が大きいことを確信し、人間の精神状態も乳酸菌で変えられるのではないかと考えました。そこで、一流科学雑誌に「乳酸菌で自殺が防げる」という論文を投稿したのですが、外部の専門家から「乳酸菌の働きが精神状態にまで影響を及ぼすことは考えられない。心理学の知識が不足している」と却下されてしまったそうです。
それでも金教授は、自説を曲げませんでした。どんな種類の乳酸菌をどんな割合で混ぜれば、脳内の「幸せ物質」であるドーパミンやセロトニンを増やし、自殺を防げるかの研究を続けているのです。

何度もいうように、せっかくたんぱく質を摂り入れても、腸内細菌がいなければ、腸内にドーパミンやセロトニンの前駆体はできません。消化管は、食べ物を消化・吸収するだけの機能しか持たないように思われていますが、実際は人間の感情や気持ちなどを決定する重要な物質をつくりだしているのです。逆に**腸内細菌をバランスよく増やして免疫力を高めれば、こころの病気を予防することが可能になるのです。**

アメリカ・コロンビア大学のマイケル・D・ガーション教授も、著書『セカンドブレイン　腸にも脳がある』（小学館）のなかで、セロトニンなど脳内で幸せを感じる物質の前駆体の95％は腸でつくられていると記述しています。

実は、セロトニンという物質は、腔腸動物の時代から、生物にとって重要な腸内の神経伝達物質でした。脳のない動物にとって、**腸はいろいろな情報を発信する器官であると同時に、生体防御の重要な器官でもあったから、腸は腸内細菌の力を借りて、免疫力をつく**

り、セロトニンをつくったのでしょう。それが私たち人間の体のなかにも脈々と受け継がれてきたと考えられるのです。

進化の過程において腔腸動物のなかで神経伝達物質の中心として働いていたセロトニンは腸で大部分が合成されていて、私たちになくてはならないものになっています。

腸でストレスをコントロール

脳のストレス、腸のストレス

ストレスは腸や腸内細菌に対して直接的に悪影響を与えます。しかも脳が感じたストレスに、腸もすぐさま反応します。

ストレスという言葉を毎日のように耳にするくらい、ストレスはいまや私たちの暮らしと切り離せない関係です。ある女性がご主人のことで相談にみえました。

「主人が昇進して課長になったのはいいのですが、最初はやる気満々だったのに、近頃は食事中もじっと考え込んでいます。よく聞いてみると、人間関係で悩んでいるらしいのです。最近では朝起きるのがつらそうだし、会社にも渋々出かけていく様子で心配です……」

明らかに、ストレスが彼をむしばんでいるようでした。私はその女性に、腸内細菌を増やす方法を教え、同時に、早いうちに心療内科などを受診することをすすめました。

ストレスは健康の大敵です。がん、心筋梗塞、脳卒中などの生活習慣病の原因になるほ

か、うつ病、アレルギー性疾患にもストレスの悪影響があります。

よく知られているように、「ストレス」とはカナダのハンス・セリエ博士が提唱した学説で、セリエ博士は、生体にさまざまな弊害を及ぼす有害な刺激を「ストレッサー」と名づけ、「生理的ストレッサー」、「物理的ストレッサー」、「社会・心理的ストレッサー」の３つに分類しました。

生理的ストレッサーには「体の疲労、不眠、栄養状態など」が挙げられています。物理的ストレッサーは「気温、湿度、騒音など」、社会・心理的ストレッサーは「離婚、家族の死、経済的困窮など」です。

セリエ博士は、人体にこうしたストレッサーがかかったとき、胃潰瘍や十二指腸の潰瘍、胸腺やリンパ節の萎縮、副腎皮質の増大などを引き起こすというのです。

その後、多くの研究者によってセリエ博士の説が裏付けられ、ストレスがあらゆる病気の原因となり、臓器に悪影響を及ぼすことが実証されました。なかでも、**ストレスの影響をもっとも受けやすい臓器が腸**なのです。脳と腸は人体のなかでも遠く離れた位置にありますが、ダイレクトにつながっているのです。

また、腸ほど神経細胞が多い臓器はほかになく、腸には神経細胞が網の目のように張り巡らされています。脳の情報は脊髄と自律神経を通じて、腸管粘膜に存在する神経細胞に伝達されます。だから、脳が感じたストレスに、腸はたちどころに反応するのです。

食道から胃、腸まで1本につながっている消化器官は、独特の神経系を持ち、脳とは独立して機能しているのです。消化器官が脳から指令を受けるだけでなく、逆に腸から脳への情報伝達量のほうが、はるかに多いのです。このことから、腸の神経系は「腸の脳（gut brain）」と研究者に呼ばれています。

つまり、脳と腸は密接な相関関係にあるということです。したがって、腸の動きが停滞すると、逆に脳も老化してしまうのです。

たとえば、入院によって治療が長引くと、腸の神経細胞の活動が低下します。お年寄りの場合などは、「めっきりボケてしまった」と家族がオロオロするケースが見られます。でも、真の原因は脳にはありません。腸がストレスを受けて脳への刺激が弱まり、ボケのような症状を呈してしまったのです。腸が弱ると、脳にも重大な損傷を及ぼすのです。

つまり、ストレスによって腸内細菌叢《そう》（群がり）に大きな変化が起き、腸内のセロトニン、ドーパミンなどの「幸せ物質」が脳に伝わらず、流れが阻害されてしまうのです。

ということは、「ストレス解消」とひと口に言いますが、脳を休め、リフレッシュさせるだけでは不十分ということを意味します。**本当のストレス解消策は、むしろ脳に「幸せ物質」などの神経伝達物質を送っている腸こそを大事にすること**です。そうすれば脳に「幸せ物質」が満ちたりて、幸福な気持ちに浸れることは間違いないのです。

ストレスは腸内細菌叢の大敵

ではなぜ、ストレスが腸内細菌に影響を与えるのでしょうか。わかりやすく説明すると、ストレスによって腸内細菌叢に変化が起きるからです。最近、ストレスによって放出されたカテコラミン（副腎や交感神経・脳細胞から分泌されるホルモン）の受容体（レセプター）を腸内細菌が持っていることが明らかにされました。

九州大学大学院の須藤信行教授（心身医学）らのグループが系統的な研究を行なっています。生体は有害なストレスを受けたときに「視床下部→下垂体→副腎軸」という「体と脳をつなぐ回路」を介して腸内細菌に影響を与えていることが証明されたのです。

これまではストレスが腸内細菌を変化させるのは、免疫機能や腸管運動の変動による間接的な影響と考えられていました。しかし最近では、**ストレス時に消化管から放出されるカテコラミンが、直接的に影響を与えている**と考えられるようになってきました。

たとえば、大腸菌がカテコラミンにさらされると増殖が進み、腸管内の病原性が強まったのです。大腸菌をはじめとする腸内細菌が、ストレスによって放出されたカテコラミンのレセプターを持っていて、それに反応するからです。カテコラミンによる病原性増強効果は、大腸菌以外の細菌でも確認されています。

腸が、うつを誘導した？

「人がうつ状態になるのは、感染症から身を守るため、そうした免疫システムをつくってきたからだ」と主張する研究者がいます。アメリカ・エモリー大学のA・ミラー博士とアリゾナ大学のC・レイソン博士です。

彼ら研究班は、うつ状態になると感染症にかかっていなくても炎症反応が起きやすいことに着目し、うつと免疫システムが関係しているのでは、と考えました。

人類は長い間、感染症には無力でした。抗生物質もワクチンも持たない状況のなかで、感染症にかかることは死を意味していました。そんななかで活発に動き回れば、感染症にかかった人に接近することも多くなり、場合によっては感染してあっという間に死に至るというリスクも高まります。

ところが、人間が大きなストレスを受けてうつ状態になると、行動が緩慢になり、積極的に社会活動に関わりたくなくなります。実はこれが大事なのです。うつ状態なら、感染症にかかっている人に近づくリスクが低くなるからです。だから人類は長い歴史のなかで「うつ」という精神状態をつくり出し、危険から身を守る知恵を受け継いできたのではないかというのが、彼らの説です。

私は納得しました。**ストレスによるうつ状態では、胃腸疾患の症状を訴える人がとても多く、これは腸こそ免疫システムの要であることの証明**だと思いました。

腸は脳の神経を通じ、膵臓や胆のうなどの臓器をコントロールしていますし、消化器官で分泌されるホルモンと神経伝達物質は、肺や心臓といった臓器と相互作用しています。

こんな関連性があるからこそ、ストレスによる食欲不振や胃痛、腹痛などの消化器官への不快症状が脳に伝わり、脳にうつ状態になるように命令し、結果的に行動を緩慢にさせ、社会活動から隔離したのではないかと、私は思っています。

このことからも、うつは脳だけの疾患ではなく、体全体の問題なのだと、改めて思い知らされます。

第2章

こころの平和をもたらす「腸内細菌の力」

まず、腸内細菌について知ろう!

「腸内フローラ」があなたをハッピーにする

腸がつくり出すセロトニンやドーパミンが脳に伝わることで、私たちが幸せを感じるメカニズムはおわかりいただけたと思います。腸がこんなに大事な働きをしていることを知って、少しびっくりしたのではないでしょうか。

腸のなかで黙々と働いている「腸内細菌」のおかげで、人間はこころと体の健康を保っていられるのだと考えて、ぜひ今日から腸を大事にしてください。

セロトニンやドーパミンなどの**「幸せ物質」をつくり出すのは腸内細菌ですが、それが集まったものが「腸内フローラ(腸内細菌叢)」**です。

日本人の腸管は、成人で10メートルほどの長さがあり、広げればテニスコート1面分の面積になります。そこにはさまざまな腸内細菌が集合体をつくって生息しています。「フローラ」とは草木が生い茂る叢《くさむら》のことで、花畑のように色鮮やかであることから腸内フローラと呼ばれるのです。

なぜ、そんなに色とりどりなのかといえば、それぞれの腸内細菌がきちんと縄張りを持って生息しているからです。腸内細菌は群れとなって生息しており、ビタミンを合成して神経伝達物質の前駆体をつくるだけでなく、体に悪さを働こうとする敵が外部から入り込んでくると、それを防ごうとして攻撃するのです。

腸内細菌の種類は、培養できる細菌だけでも１００種類を超え、その数は１０００兆個にも達するといわれ、重さにすると、なんと１～２kgにもなります。

ちなみに、胃のなかには細菌は多くありません。強い胃酸が影響して生息できないのです。圧倒的に腸のほうが多いのですが、〝培養できる菌〟の数の分布からいえば、小腸上部で1万個ほど、小腸下部では10万個から１００万個に達し、大腸では１００億個と、下に行くほど多くなるのです。

このなかに、ビフィズス菌、乳酸菌、大腸菌、バクテロイルズ菌、ウェルシュ菌などのたくさんの腸内細菌が棲みつき、フローラを形づくっているのです。

それらの腸内細菌は、主に３つのタイプに分けられます。「善玉菌」「悪玉菌」という言葉を聞いたことがあるでしょう。腸内細菌は、この２つに加えて**「日和見菌《ひよりみ》」というグルー**

プが存在します。

よく「善玉菌を増やして悪玉菌を退治しよう」という宣伝文句を見かけます。でもこれは大間違い。その理由を、これからご説明しましょう。

悪玉菌の働きにも注目

私たち人間は、この世に生を享《う》けるとき、母親の産道のなかで最初に腸内細菌を獲得します。母親の胎内は無菌状態で、胎児は体内にも体の表面にも、細菌はいっさいついていません。でも出産と同時に、産道、空気、手や指を通じて、いろいろな細菌が入ってきます。細菌を付着させて抗原に対する「抵抗力」を持たせるためです。そして腸内細菌は、そのまま腸のなかで生き続けます。

生まれてすぐの段階では、腸内には善玉菌が多く、悪玉菌は少ない状態になっています。善玉菌の代表格はビフィズス菌ですが、これは腸内を酸性にする働きをします。体内に侵入した有害な菌は、ほとんどが酸に弱いので、乳酸菌は腸内を酸性に保つことによって、外から侵入してきた有害な敵をやっつける役割を果たします。

また乳酸菌には、免疫力を高める効果もあります。乳酸菌の細胞壁には強力な免疫増強因子があって、それが腸管にいる免疫細胞を刺激するのです。

一方の悪玉菌は、大腸菌、ウェルシュ菌などが代表的なところで、たんぱく質やアミノ酸を分解して、アンモニア、硫化物、アミンなどの有害物質を生成します。これらの物質は腸の老化を招くだけでなく、腸から体内に送り出されることによって体の各部位を傷つけ、脳卒中や心筋梗塞、動脈硬化、高血圧症、がんなどの生活習慣病を招く誘因となります。だから「悪玉」と呼ばれてしまうのです。

でも、この**「善玉」「悪玉」という呼び方は、人間が便宜上つけたもの**で、悪玉菌がそれを知ったら怒り出すかもしれません。「悪」と聞くと、それだけでとんでもないもののように思ってしまいがちですが、腸内細菌に限っていうと、そう単純ではありません。

彼らだって腸内で有用な役割を果たしているのです。たとえば、悪玉菌の代表格・大腸菌にはビタミンを合成したり、Ｏ１５７などの病原菌が腸内に侵入してきたとき、いち早く発見し排除するパトロール隊の役目を果たし、腸内に定着することを防ぐのです。

また、腸に大腸菌が１匹もいないとすると、私たちは野菜を消化吸収することができません。人間は野菜に含まれるセルロース（不溶性食物繊維）を分解する酵素を持っていません。私たちが食べたセルロースをせっせと分解してくれるのが大腸菌なのです。しかも大腸菌は、セルロースを分解する過程で、ビタミンまで合成してくれるのです。

つまり、**悪玉菌だって、とても大切な役割を果たしてくれている**のです。腸内には、大腸菌をはじめとする悪玉菌は数々いますが、それが体に悪さをするだけだったら、免疫システムによって真っ先に排除されてしまうはずです。ところがそうならないということは、**悪玉菌も人間の体にとって、なくてはならないもの**だからです。

つまり「善玉菌を増やして悪玉菌を退治しよう」という単純な構図では割り切れないということで、**大事なのは善玉菌、悪玉菌のバランスをしっかりとること**です。たしかに大腸菌などの悪玉菌が増え過ぎるのは問題で、その結果、善玉菌が減ってしまうのですが、「悪玉菌は悪だから退治しよう」となると、かえってマイナスが生じてくるのです。

善玉菌が頑張って働くためにも、悪玉菌の助けが必要です。善玉菌が多くなれば、腸は若々しさを保ちますが、悪玉菌が勢力を広げ過ぎると腸は老化し、免疫力も低下してしまうのです。

腸内細菌には、善玉菌や悪玉菌のほかに「日和見菌」も存在します。**日和見菌とは、ひと口でいうと〝優勢なほうに味方する菌〟のこと**です。普段、善玉菌が優勢なときは善玉に加担して働くのですが、仮に人間が体調を崩して悪玉菌が増えると、たちまち悪玉に豹変してしまう菌です。免疫力が落ちてくると、日和見菌が体に悪いことを始めます。

「善玉いっぱい、日和見ほどほど、悪玉少々」

理想的な腸内フローラの状態は、「善玉いっぱい、日和見ほどほど、悪玉少々」です。

このバランスが保たれているときは免疫力が強化されて病原菌に負けない状態にありますし、こころの健康も保たれているはずです。

赤ちゃんの腸内フローラはビフィズス菌などの善玉菌で覆い尽くされています。赤ちゃんの善玉菌を育てる栄養素は母乳で、母乳で育てられた赤ちゃんの腸内細菌は95～99％がビフィズス菌で占められています。

もともと赤ちゃんの腸内にはビフィズス菌が多いのですが、人工のミルクより母乳で育てられた赤ちゃんのほうがビフィズス菌は多いようです。「昔から母乳で育った赤ちゃんは元気」といわれますが、それはこのあたりに理由がありそうです。腸内にビフィズス菌が多ければ、成人してもアトピーなどに悩まされる確率も減り、幸福を感じられる環境が与えられるはずです。

ところが残念なことに、赤ちゃんも離乳食を摂る時期から悪玉菌が増えだし、その後は意識的にビフィズス菌を摂るようにつとめなければ、悪玉菌が多く腸内に生息するようになります。

ビフィズス菌は成長するにしたがって少なくなり、とくに成年期から老年期にかけては、著しく減少します。いま**日本の高齢者の30％は、まったくビフィズス菌を持っていない**というデータもあります。善玉菌が減ると、逆にウェルシュ菌などの悪玉菌が目立つようになります。当然、幸せ物質もつくられなくなって、幸福感を感じられなくなります。

危機的状況にさらされる腸内細菌

日本人のウンチの量が減っている

善玉菌が減って悪玉菌が増える原因は、食生活の〝貧困〟です。腸内細菌の数は、ウンチを見ればわかります。**ウンチの約半分は、死んだ腸内細菌と生きた腸内細菌**です。したがって腸内にどれくらい腸内細菌がいるのかは、自分のウンチの量を見ればわかるのです。

実は、最近の日本人の便の量が驚くほど少なくなっています。ご存知のように、食べ物の栄養分は主に小腸が吸収し、そこで吸収されないものが大腸に送られます。そして大腸でも吸収されなかった「残りかす」が直腸に溜まります。これと腸内細菌や腸壁細胞の死骸などが組み合わさってできるのがウンチです。ウンチは24時間ほど直腸にとどまって、ある程度の量になると、脳から「排便しなさい」という命令が出ます。

いま、日本人のウンチの量は、史上最悪の水準にあります。面白いエピソードをご紹介しましょう。太平洋戦争中、アメリカ軍が日本軍の戦力を推測するため、露営地跡を調べたことがあります。すると、日本兵のウンチの量が驚くほど多かったのです。アメリカ軍はびっくりして、「こんなにたくさんの兵力があるのではとてもかなわない」と、その場から撤退したというのです。

でも実際には日本兵の数は、それほど多くありませんでした。当時の日本人のウンチはとても量が多く、平均で４００グラムもありました。一方、戦地で肉食をしているアメリカ兵のウンチは平均１５０グラム。それでアメリカ軍は兵力を読み違えてしまったのです。でも食生活の変化で、現在の日本人のウンチの量は、平均１５０～２００グラムまで減っています。戦前のおよそ半分の量です。

原因の大半は、食物繊維の摂取量が激減したことです。戦後間もなく、日本人の食物繊維の１日当たりの摂取量は27グラムでしたが、現在は12グラムと半分以下。原因は、穀類摂取量の減少と、穀類の精白度が上がったことが考えられます。

食物繊維の摂取量が減れば、ウンチの量は減ります。それはまた、腸内細菌の量が減少していることを意味しています。腸内細菌は食物繊維をエサにしているからで、いまの日本人は、腸内細菌が減ってしまったために免疫力が低下し、その結果、がんの発症率が増え、アトピーなどのアレルギー性疾患や、うつなどの「こころの病」が増えてきたと考えられます。

野菜の摂取量も減り続けています。１９８５年には年間1人当たり１１０・８キログラムの野菜を摂取していましたが、99年には１０２・3キログラムになっています。

ちなみにアメリカ人の野菜摂取量を見ると、日本とは反対に85年以来増え続けていて、95年以後、日米のそれは逆転してしまっています。アメリカ人の99年の数字は１１５・５キログラムです。

アメリカ人の野菜摂取量が増えた結果、アメリカ人のがんの発生率は減っていますが、日本人のそれは、増加傾向のままです。これを見るだけでも、食物繊維と野菜を摂取することの大切さがわかるはずです。

大きなウンチは、腸内細菌が元気で、腸内に理想的な腸内フローラが形成されていることを意味します。ぜひ、毎日、大きなウンチをするようにこころがけたいものです。

排便の量が減るということは、私たちの腸内環境が悪化していることを意味します。お腹に不要な便を残さず、「理想のウンチ」といわれる黄金色でバナナ型の便を出すには、十分な食物繊維を摂取することが不可欠です。

そういえば、「国民総幸福量」（ＧＮＨ）の充実を国民生活の国是とするヒマラヤ山麓の国ブータンでは、どんな食生活が中心なのでしょうか。おそらく昔ながらの食物繊維たっぷりの食卓で、いまの日本のように、ファストフードやジャンクフードがあふれているような光景は見られないのではないでしょうか。

食品添加物が腸内細菌を殺す

抗生物質の使い過ぎや、保存料などの食品添加物入りの食べ物も、腸内細菌数減少の原因だと、私は思っています。実際にはそれを実証するデータは見あたらないのですが、私にはそう考える根拠があります。**抗生物質や食品添加物を口にしている人のウンチの量は、必ず少ない**のです。

代表的な保存料にソルビン酸というものがあります。食材に添加すると、腐敗を止める効果があります。これはハムやソーセージ、かまぼこなどの食肉・魚肉などの練り製品や、パンやケーキ、チーズ、ケチャップなど、多くの加工食品で利用されていて、法律では、食材の種類に応じて1キログラムあたり1〜3グラムほどのソルビン酸の添加が認可されています。

青山学院大学の福岡伸一教授の実験によると、食品を腐敗させる細菌を寒天に入れ、それにソルビン酸を0・3%添加したエチル培養液を加えると、細菌はまったく増殖しなかったのです。これと同じような作用が腸内細菌にも当てはまるのではないでしょうか。

腸内細菌を減少させる原因に抗生物質がありますが、ソルビン酸は抗生物質に比べると、たしかに細菌増殖を阻害する効果は少ない。しかし抗生物質は一時的に使用するだけですが、ソルビン酸は弱いとはいえ長時間、継続的に摂取し続ける可能性があります。たとえ少量でも長時間にわたって影響を及ぼすこと、これが問題なのです。

便通の異常が腸内フローラを崩壊させる

慢性的な便秘に悩む人も急増しています。最近のテレビを見ると胃腸薬と便秘薬のCMばかり目につき、いかに日本人が胃腸のトラブルに悩んでいるかを象徴するようです。

なかでも、とくに増加が目立つのが「便通異常」。検査ではどこにも異常がないのに便秘と下痢を繰り返す症状です。**「過敏性腸症候群」や「機能性便秘」**などと呼ばれ、いまや現代の国民病となった観さえあります。

なぜ便通の異常が増えているのか、やはりストレスが原因の1つになっています。排便と深く関わっているのは腸管の運動です。これは自律神経でコントロールされていて、副交感神経が下痢を起こすアクセル役をつとめます。もう1つの交感神経はブレーキ役で、こちらは便秘を引き起こします。

健康なときは、この両者がバランスを保って、上手にアクセルを踏み、ブレーキをかけるのですが、ストレスが強いとそのバランスが崩れ、便通異常を引き起こしてしまうのです。便秘や下痢を繰り返しているときは、決まって腸内細菌が大きく減少していきます。とくに善玉菌が減って、腸内フローラが大きなダメージをこうむっていることがわかります。過度の不安や緊張感に伴ってこころのバランスが崩れ、腸内細菌が減少すると、ビタミンの合成がうまくできないためにセロトニンが合成できず、ますます、こころの病がひどくなるという負のパラドックスに陥ってしまうのです。

日本では阪神淡路大震災の前後に、腸内細菌叢の変化の調査が行なわれました。すると、腸内細菌のなかでもよい働きをする善玉菌が減り、悪玉菌が増えていたのです。

このように、ストレス、不安、緊張は腸内細菌のバランスを崩します。１９７６年、アメリカ航空宇宙局（ＮＡＳＡ）のホールデマン博士が宇宙飛行士と腸内細菌の関係を調べました。この年、ＮＡＳＡは有人科学実験探査機を打ち上げました。搭乗したのは３人の宇宙飛行士でした。この３人の腸内細菌を継続的に調べたところ、極度の不安と緊張にさらされているときには、悪玉菌といわれるバクテロイデス菌が増加していました。

同様にソ連においても宇宙飛行士の腸内細菌叢が調べられており、腸内細菌はすでに飛行前から変化を見せ始め、飛行中はさらに異常が認められたということです。善玉菌といわれるラクトバチルス菌などが減り、悪玉菌といわれるクロストリジウム菌が増えていました。

腸は単なるチューブではなく、複雑な生体機能をつかさどる重要な器官で、腸管の運動は自律神経のバランスでコントロールされています。ですが、これに心的ストレスが加わると、このブレーキとアクセルのバランスが大きく崩れ、便通異常を起こすようになるのです。

腸内細菌が減るとイライラが増える

１４９７年、ポルトガルのバスコ・ダ・ガマが喜望峰を回り、インド洋への航路を見つけました。これが大航海時代の幕開けになったのはご承知の通りです。

でも、この航海は悲惨でした。船員の多くが歯ぐきからの出血や、ひざから上に黒あざが広がるなどして、１６０名中１００名もの人が命を落としました。原因はビタミンＣの欠乏、壊血病です。その後も、船乗りたちが長い航海中に病気になる例が続き、これがきっかけとなって、やがてビタミンCとビタミンBが発見されたのです。

人間は動物と違い、ビタミンBやCを体内でつくり出すことができません。進化の過程で果実や野菜などを摂取できる環境に恵まれていたので、ビタミンBやCを体内で合成する機能を失ってしまったのです。その結果、人間と猿とモルモットだけが体内でビタミンCを合成できなくなりました。

私は、船乗りたちのビタミンBやCの不足は、長い航海でそれらを含む野菜や果物が不足したことと同時に、腸内細菌の不足が原因だと考えています。狭い船内に積み込める食糧は保存食や缶詰の食品ばかり、たとえ野菜や果物を積み込んだとしても、すぐに枯渇してしまいます。だから腸内細菌が元気を失っていったのではないかと思います。

腸内細菌によるビタミンB群の合成は、腸内細菌のエサであるセルロースを添加することによって大幅に増強されることを、東北大学の木村修一教授の研究が裏付けています。ということは、食べ物からビタミンを吸収するのも大事ですが、**腸内細菌によるビタミン合成を促すほうがはるかに効果的**だということです。

ビタミンBの不足は脚気《かっけ》、ビタミンCの不足は壊血病を引き起こしますが、数多くのビタミンが脳内伝達物質の合成に関わり、それらのビタミンを腸内細菌が合成しているのです。

外国に行ってしばらくすると、なんとなくイライラした経験はないでしょうか。これは、食べ物や環境の変化で腸内細菌のバランスが崩れ、ビタミン類の不足を起こすことが根底にあります。腸内細菌が不足すると脳内伝達物質が欠乏し、イライラしてくるのです。

このように、腸内細菌のバランスの乱れが不安やイライラの原因になるのは事実です。腸内細菌が神経伝達物質の分泌量を決めているからです。

でもこれは、逆に発想することもできます。腸内細菌を元気にすれば、神経伝達物質が多量に産出され、私たちは安心感を得られ、幸福になることができるということです。

事実、九州大学大学院の須藤信行教授らのマウスを使った実験では、腸内細菌がストレスホルモンである「コルチコステロン（ヒトのコルチゾールに相当）」を減らし、脳のストレスを軽減していることを明らかにしています。

腸内細菌が合成するビタミン

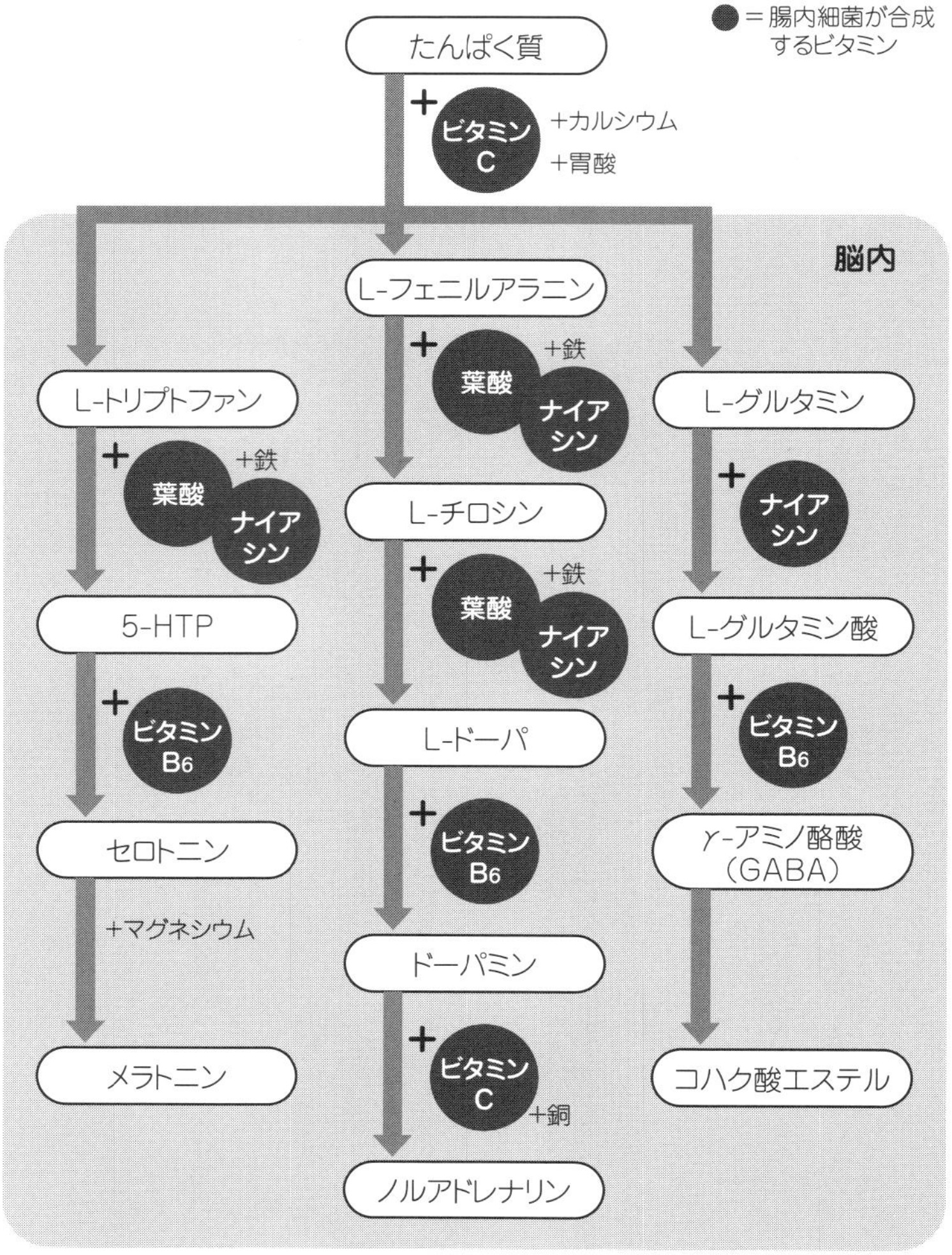

腸内細菌のさまざまな効用

食物繊維で自殺をストップ？

最近は少し減りましたが、日本ではこのところ年間平均約３万人前後の人が自ら命を絶っています。しかも中高年男性の自殺率が高いのも特徴です。

私たちがストレスを受けると、体内にコルチゾールが増えます。これは副腎皮質から分泌されるホルモンで、糖代謝、たんぱく質や脂質の代謝にも関与する、生体にはなくてはならないものです。ですがこの量が多くなると、〝免疫機能のエース〟ＮＫ細胞の働きを低下させてしまうのです。

ストレスにさらされ続けると風邪をひきやすくなるのは、ＮＫ細胞の働きが低下して、免疫力が下がってしまうためです。しかも免疫力が低下すると、精神的にも自信が薄れ、ますます生命力が低下して、生きていく力も弱まってしまいます。

ところが、**食物繊維を多く摂っていれば、過剰なストレスを受けても、ＮＫ細胞の活性**

化が失われないことがわかっています。食物繊維によって「生きる力」が増強されているのです。

うつなどの精神疾患にかかりやすい人は、食物繊維の摂取量が少ないことも報告されています。

ですから、気分がすぐれない、やる気が起きない、などの軽いうつ気分に陥ったときは、野菜と食物繊維たっぷりの食事を摂ってください。腸内細菌が元気になれば、やがて脳内に「幸せ物質」があふれ、元気で明るい気持ちになってくるはずです。

食物繊維のなかでも水に溶ける水溶性のものを、腸内細菌は好むようです。でも、不溶性の食物繊維にも重要な役割があります。それは腸内のカスや細菌の死骸をかすめ取りながら、便のカサを増やすという役割です。したがって不溶性の食物繊維が不足すれば、食べ物のカスが腸内に残ったままになって、腸内に腐敗菌が増殖します。

食物繊維によって腸内環境を良好に保つことがいかに重要か……。それを示す興味深い事実が明らかになってきました。アメリカの国立がん研究所が、「野菜や豆類、穀類を多く摂れば免疫力が上がってがんを予防でき、アレルギーも抑えられる」という研究結果を発表したのです。これらの食品は、免疫力を上げるだけでなく、便秘や下痢をしない元気な腸を保つのにも役立ちます。

日本人はなぜ自殺し、メキシコ人はなぜ自殺しないのか

「5年間で16万人」という数字、なんのことかわかりますか？　実はこれ、自らの命を絶ってしまった日本人の数なのです。これまで述べてきたように、日本人の自殺率は先進国のトップクラスで、なかでも中高年の成人男性の自殺率が高いことが挙げられます。

日本は物質的な豊かさは世界有数の国です。一見すると幸せに満ちているようなのに、なぜこれほどまでに、自ら命を絶つ人が多いのでしょうか。

「景気の低迷」を理由にする論調が多く見られます。景気が悪く、企業はリストラで辛うじて命脈を保っている有り様。そのしわ寄せを下請けがこうむり、一方では一向に失業率が改善されない、いまの日本。そんな経済的苦境を、自殺の主な原因として挙げる人も多いのです。でも、現実的には健康問題で約半数の人が命を絶っています。警察庁が発表した平成24年度の自殺の原因では、健康問題がトップで49%、経済・生活問題は2番目で18%となっています。

なぜ日本では、健康問題にこれほど悩むのでしょうか？　やはり**腸内環境が大きく関係**

しているとは思えてなりません。でもほかの先進国だって、健康問題の悩みもあるだろうし、不況や景気低迷の影響を受けることはあります。そうした国で、日本ほど自殺率が高いという話は聞きません。

反対に、国民の自殺率が圧倒的に低い国もあります。経済的には決して順風とはいえない国、メキシコです。自殺率は日本の6分の1以下で世界では少ないほうにランクされています。

私は、こんな日本とメキシコの違いはどこにあるのかと、とても興味を持ちました。そこで、メキシコは腸内細菌のエサである食物繊維を、世界でもっとも多く摂取している国であることを知りました。メキシコ人の主食はサルサやタコスなどで、トウモロコシなどからつくります。インゲンマメやトウガラシなどもよく食べます。そうです、腸内細菌が大きな役割を果たしていたのです。

『メキシコ人はなぜハゲないし、死なないのか』（文春文庫）という本があります。著者の明川哲也さんはそのなかで「日本人が自らよく死に、メキシコ人が死なない」理由を詳しく述べています。

明川さんは、世界各国のたんぱく質摂取量におけるインゲンマメなどの豆類の比率を、その国の自殺率と比較しました。その結果、食物繊維を多く摂る国は自殺率が低く、逆に食物繊維摂取率の低い国が、おしなべて自殺大国だったと結論づけています。食物繊維摂取率の低い国を「便秘国家」とも呼んでいます。

食物繊維は腸内細菌の大切なエサです。エサが豊富なら腸内細菌が増え、免疫力が上昇するのです。「幸せ物質」も豊富に分泌されるから、「死のう」という気など失せてしまうのです。

私たちはストレスを受けると、体内のコルチゾールが増大します。コルチゾールは副腎皮質から分泌される生体に必須のホルモンで、糖代謝、たんぱく質や脂質の代謝にも関与します。でも分泌されすぎると、免疫機能を担うＮＫ細胞の活性が低下してしまうのです。ですが食物繊維を多く摂っていると、ＮＫ細胞の活性低下が抑えられます。つまり**食物繊維が、「生き抜く力」をもたらしている**のです。

明川さんによれば、「メキシコ人は死なないしハゲない」そうです。これには食物繊維の摂取量のほかに、トマト、トウガラシが大きな力を発揮していると考えています。

メキシコ人は大のトマト好きです。毎日のように、サルサのソースとしてトマトを食べています。トマトに含まれるリコピンは強力な抗酸化力を持ち、精神を安定させます。メキシコ人の自殺率が低いのは、トマトとも無関係ではありません。

トウガラシに含まれるカプサイシンも重要です。これは粘膜の分泌を盛んにし、体液の循環を促進します。しかもこのカプサイシンは痛覚を刺激する物質で、そのため脳に痛みの信号が伝わり、体内鎮痛用のエンドルフィンを分泌させます。これが逆に体に快感を与え、こころにたまった「うつ」さえも和らげるというのです。

ちなみに私が興味を引かれたのは、「トマトの赤い色は〝太陽からの贈り物〟であり、『色を食べる』ことは、ひとりでは生きていくことのできない私たちが、『自然の命の恵みを受ける』行為に通じる」と、明川さんが記述している点です。自然の命の恵みを受けて生きていれば、簡単に命を絶つ行為は、天に対する冒涜《ぼうとく》と思えるでしょう。メキシコ人はそうして、「自分の生きる力」を信じて生きているのです。

食物繊維、トマト、トウガラシ、そして自分を信じて生きること。明川さんはこれを「4つの宝」と呼び、「メキシコ人は自分を信じる技術に長《た》けている」と指摘しています。「4つの宝、恐るべし」です。自殺大国の日本人も、この4つの宝を生活に取り入れてはいかがでしょうか。

人間の性格を決めるのも腸内細菌

　また、人間の性格を決めるのも腸内細菌だという説があります。『腸内細菌の話』（岩波新書）などの著書を持つ光岡知足東大名誉教授は、「腸内細菌が人の性格を決めている」と提唱しています。

　教授たちが、**同じ病院でほぼ同時期に生まれた子どもを追跡調査したところ、同じ親から生まれたきょうだいよりも、性格が酷似している例が多かった**そうです。

　従来の常識では、人間の性格は親から受け継いだ遺伝子で決まり、むしろ環境や社会の影響は少ないとされてきました。しかし光岡教授は、遺伝子よりも環境が決定的な役割を果たすというのです。

　環境のなかでももっとも重要なファクターが腸内細菌です。赤ちゃんは胎内感染などがない限り、無菌状態で生まれてきます。そのため、同じ病院で同じ時期に生まれた赤ちゃんは、同じ環境下にいて、ほぼ同じ腸内細菌を持ちます。それが性格を形づくり、その影響が生涯にわたって続くというのです。

　また私は、腸内細菌を健康に保つことによって、認知症やパーキンソン病も予防できるのではないかと考えています。

パーキンソン病は、脳内のドーパミン不足が発症原因の1つとされています。またパーキンソン病になると精神がうつ状態に陥ります。不安や焦燥感も強くなります。これはセロトニンが不足している状態です。

脳内の「幸せ物質」の前駆体は、腸でつくられます。ボケない人生も腸がつくるのです。**腸内細菌を元気にさせれば、ボケない脳と病気にならない健康な体が手に入る**のです。いかがですか。腸は一般的に考えるより、はるかに重要な役割を担っていることがわかると思います。

腸内細菌が浮気を防ぐ

前に、神経伝達物質であるドーパミンは、「幸せを記憶する物質」だと述べました。人間の脳に性欲や感覚、興奮のメッセージを伝える役割を果たしますが、人間が、好きになったものを記憶する働きをするのもドーパミンです。麻薬や酒、タバコなどが、「わかっちゃいるけどやめられない」のは、このためです。

ドーパミンの働きは、フロリダ州立大学のB・アラゴナ博士が明らかにしています。草原に住むハタネズミは1度結婚すると、生涯伴侶を変えることなく婚姻関係を続けていく動物です。そこで博士は結婚した雄のハタネズミの脳液からドーパミンを分離して、まったく関係のない若いオスのハタネズミに注射してみました。驚くことに、この若いハタネズミは同世代のメスにはまったく興味を示さず、ドーパミンを抽出した相手のメスのハタネズミにプロポーズし続けたのです。

イギリスに、大勢の男女のカップルのその後を調査した統計があります。それによると、多くのカップルが愛情を持続させた期間は、たった2年だったそうです。でも私にいわせれば、その人たちは、ドーパミンの前駆体をつくる腸内細菌が不足したのではないかと思います。

腸内細菌が元気でドーパミンが豊富に分泌されていれば、変わらぬ愛を維持することができ、楽しい愛の記憶を保持できるというのが、私の持論です。ドーパミンが足りないから、相手の欠点ばかりが目につき、愛情が長続きしないのです。

腸内細菌がアルツハイマー、認知症、放射能の害を防ぐ

腸内細菌にはもう1つ、重要な働きがあります。それは、**活性酸素を消す働きをするこ**

と。ということは、アルツハイマーや認知症を予防する働きも考えられるのです。アルツハイマーや認知症の患者さんを調べると、脳の海馬に活性酸素がたくさん付着しているのがわかります。

日本医科大学の太田成男教授は、水素水を使った物質をアルツハイマーや認知症にしたネズミに飲ませました。水のなかに含まれる水素には活性酸素を消す力があるので、これを応用した実験です。すると、驚くほど症状が改善したのです。調べたら、脳の海馬の活性酸素が消えていたというのです。

つまり、活性酸素が認知症やアルツハイマーの大きな原因だということがわかってきたのですが、**腸内細菌には活性酸素を消す力があるので、これを大事にすれば、認知症やアルツハイマーも治ってくる**可能性があります。

また私は、**腸内細菌を整えれば、ある程度、放射能被害も防げる**のではないかと考えています。放射能の病害性は活性酸素を発生させることです。それが細胞を溶かしてしまうのです。

みなさんは「もらい泣き効果」、英語で「バイスタンダー効果（傍観者効果）」という言葉をご存知でしょうか？　１つの細胞がダメージを受けると、それが周辺の細胞にも波及して、やがてすべての細胞がやられ、人体が溶けてしまう。つまり、放射能が当たっていない細胞まで、あたかも照射されたかのようになる反応を示すことをいいます。

１個の細胞を放射能で狙い撃ちをするマイクロビームを使った実験をすると、約１００万個の密集した細胞集団のたった1個の細胞にヒットしただけでも、隣り合っている細胞に次々とＤＮＡの損傷や染色体異常が起こり、アポトーシス（細胞の自殺）が起こっていることが明らかになりました。放射線を受けた細胞から大量の活性酸素が出て、隣り合っている細胞が次々と障害を受ける、いわゆる「もらい泣き効果」が出てきてしまうのです。

このことで私が思い出すのは、１９９９年９月に起きた茨城県東海村での臨界事故です。『朽ちていった命　被曝治療83日間の記録』（ＮＨＫ「東海村臨界事故」取材班・編、新潮社）を読むと、被害者の細胞が中性子線被曝を受けて、次々と細胞が死滅していく様子が刻明に記されています。被害者の染色体顕微鏡写真を見ると、腸骨の骨髄細胞の染色体がバラバラに砕けているのが見えます。

皮膚細胞は毎日分裂活動しています。放射線を受けると「もらい泣き効果」によって皮膚がまったく再生できなくなり、全身の皮膚や粘膜が次から次へとあっという間に溶けていってしまうのです。放射能を受けるとまず皮膚や粘膜が溶けてしまうのは、このためです。

リンパ球も障害を受けて免疫反応がまったく起きなくなるのですが、それを抑えるのが「抗酸化力」です。放射能に対する防御と免疫との間には深い関係があるのです。

第3章

腸を鍛えれば こころの免疫力もアップする

腸こそ免疫の要

腸内細菌がいないと免疫力は備わらない

腸内細菌は、ビタミンの合成を助けて「幸せ物質」（セロトニン、ドーパミンなど）の前駆体を脳に送る働きをすると同時に、人間の免疫力向上にひと役買っています。腸内細菌がいなければ、免疫機能が備わらないといっても過言ではありません。

健康を保ち、病気を治す力は本来、自分自身のなかに備わっています。それがすなわち「免疫力」で、免疫とは「こころと体が協調して働く」もの。その結果として、自然治癒力が高まるのです。

有名な医学雑誌『ニューイングランド・ジャーナル・オブ・メディスン』の編集に携わったF・インガルフィンガー博士は、「医師が治療した病気のうちの85％は、自分自身の力で治してしまう病気である」と語っています。これが自然治癒力です。

簡単にいえば、免疫とは、病原体などの外敵の侵入から私たちの生命を守る重要なメカニズムです。それはまず〝外敵〟から身を守る生体防御システムの役割があり、健康の維持や老化の予防があります。

それだけではありません。がんの予防も、うつなどのこころの病を防ぐのも免疫の大切な役目で、いい換えれば、**私たちが「生きる力」を免疫が守ってくれる**のです。

その**免疫をつかさどるのは、まず「免疫細胞」、つまり白血球です。**この白血球には「マクロファージ」と「リンパ球」「顆粒球」などが含まれています。

マクロファージは別名「貪食細胞」などと呼ばれ、肺、肝臓、皮膚、腸などにいて、病原体を食べて退治する役目を果たします。

リンパ球は、有名な「NK（ナチュラルキラー）細胞」のほかに、「T細胞」と「B細胞」があります。T細胞は免疫細胞の司令塔で、主に胸腺でつくられることから、胸腺(thymus)の頭文字をとって、こう呼ばれます。T細胞のなかでも主に情報をつかさどる「ヘルパーT細胞」、最前線で敵と戦う「キラーT細胞」などがあります。

T細胞のもっとも重要な働きは、毎日出現する約５０００個のがん細胞を、NK細胞と共同で破壊する作用です。また、T細胞は花粉症や気管支ぜんそく、アトピー性皮膚炎などのアレルギー性疾患の発生に関与しています。なんらかの理由でこのT細胞が暴走することで、アレルギー性疾患や自分の免疫力で自分の組織を攻撃する自己免疫疾患が生じてくるのです。自己免疫疾患には、橋本病と呼ばれる甲状腺疾患や関節リウマチ、全身性エリテマトーデス（SLE）などの病気があります。

一方のB細胞は骨髄（bone marrow）でつくられ、その頭文字からB細胞と呼ばれます。「抗体」という病原体などの異物を攻撃する物質をつくり、病原体にくっついて退治します。

顆粒球には「好塩基球」「好中球」「好酸球」などがありますが、免疫にもっとも深く関わるのは「好中球」です。これは病原体を食べたり、殺菌してしまう能力を持ちます。

免疫細胞は、それぞれ種類ごとに役割があり、病原体を退治する方法は、大きく次の3つに分かれます。

①マクロファージや好中球が外部から侵入してきた敵を発見し、丸ごと食べてしまう。
②感染した細胞をキラーT細胞が殺す。
③B細胞が抗体をくっつけて、病原体の動きを止める。

など、それぞれの方法で、外敵を攻撃する役割を果たしているのです。

免疫細胞の70％は腸内細菌がつくる

このように、人間の免疫機能はとてもよくできていて、何重もの防御システムによって守られています。

人間の防御システムにはいくつかあります。まず、外敵の体内への侵入を最初に防ぐバリアーは、皮膚や口、鼻に張られています。口や鼻の粘膜、皮膚の表面にある「常在菌」がまず外敵をシャットアウトします。

もし、このバリアーが破られ、体内に外敵が侵入してきたら、今度は白血球の出番です。白血球がバイ菌などを退治し、侵入を防ぎます。このときにバイ菌と対決して討死にしたものが膿です。マクロファージや好中球、NK細胞などが、リゾチーム、インターフェロンなどの〝武器〟を使って、外敵を攻撃します。

これらの白血球でも侵入を防げない場合もあります。すると今度はリンパ球が戦いを挑むのです。これを「獲得免疫反応」と呼びます。抗体やキラーT細胞を使って外敵を攻撃するシステムで、このシステムを利用したものにワクチンがあります。

免疫システムで重要な働きをする抗体をつくるのはB細胞です。バイ菌などの敵が侵入すると、白血球の1種であるマクロファージがこれを飲み込み、敵の情報をT細胞に伝えます。するとこのT細胞がB細胞に対して抗体をつくるように命令するのです。

抗体とは、抗原という名の侵入した敵にダメージを与えるたんぱく質で、IgG、IgE、IgM、IgA、IgDなど5種類に分かれています。風邪の場合にはIgG抗体、花粉症、アレルギーなどのときはIgE抗体がつくられるのですが、こうしたシステムが円滑に働いている人は健康です。病気になりにくく、また病気になっても早めに回復します。

また免疫機能で活躍する免疫細胞にはマクロファージやT細胞などがありますが、なかでも**エースと目されるのが「NK細胞」**です。

NK細胞はがん細胞を攻撃し、風邪のウイルスに対しても強力な防衛力を発揮しますが、他のどんな免疫細胞より素早く外敵に反応し、攻撃を仕掛けるフォワードのような存在です。いわば「チーム免疫細胞」のエース格で、キャプテンのような存在です。

NK細胞の数は、体内に50億個以上といわれていますが、人によって数が異なり、なかには1000億個と膨大な数を持つ人もいます。数の差は、「体力」と「体質」によるものと考えられますが、遺伝的にNK細胞を筆頭とする細胞性免疫力に差があるという説もあります。

ともあれ、ＮＫ細胞が多いほど病気に対する抵抗力が強いことは事実です。病気にかかりにくく、かかっても短期間で快方に向かいます。

ちなみに、ＮＫ細胞がもっとも活性化するのは朝の９時と夕方の５時ごろです。もっとも活力が低下するのは夜の９時です。したがって、朝と夕方に活動のピークを持っていくようにすると、健康的な生活がおくれます。逆に夜はできるだけ早めに帰宅することです。不規則な生活をしているとＮＫ細胞のリズムが崩れて、ＮＫ細胞の活性が弱まってしまうのです。

ただしこのＮＫ細胞にも弱点があります。年をとると数が減るし、活力が失われるほか、食べ物やストレスの影響を受けやすいのです。獲得免疫に働くリンパ球は、基本的に強くできていて、強まったり弱まったりしません。加齢の影響も受けません。対照的にＮＫ細胞は、ストレスやこころの持ち方に大きく影響されるのです。

でも考えようによっては、**生活の仕方次第では、ＮＫ細胞は強くも弱くもできる**ということになります。落胆したり失望が続くと、強力なストレスとなって免疫系が弱体化し、ＮＫ細胞はダメージを受けますが、逆に**つとめて前向きでいたり、笑って暮らせば、ＮＫ細胞は活性化する**からです。

また、腸内細菌を増やすことでNK細胞は活性化します。腸内細菌は免疫細胞を活性化する物質を出しており、免疫力の70％は、腸内細菌の働きによるものだからです。腸内細菌を増やすと活性化するのは、NK細胞に限らず、免疫細胞全般にいえます。腸内細菌が免疫細胞を刺激し、活性化する物質を出しているのです。腸内細菌の数だけではありません。種類も多いほど、免疫力は高まるのです。

ということは、免疫力を高めるのは簡単です。大腸の粘膜に集まる免疫系細胞を活性化するのが腸内細菌なのですから、**腸内細菌の数と種類を増やせばよい**ということになります。つまり腸内細菌は、「幸せ物質」をつくりだすだけでなく、感染症や病気から命を守る働きもしているのです。

ホメオスタシスの三角形

人間の生体を調整する細胞は、神経系、内分泌系、免疫系に大別されます。神経系は神経伝達物質、内分泌系はホルモン、免疫系はサイトカインなど、それぞれの情報伝達物質を放出し、調整しながら生命維持機能を果たしています。

免疫は、この「ホメオスタシスの三角形」で守られています。ホメオスタシスとは恒常性のこと。つまり、生きるために重要な体の機能を常に正常に保つ働きのことです。ただ、これら3つは明確な役割分担をしているわけではなく、**お互いに密接に関わり合いながら、ネットワークを形成**しているのです。情報伝達物質も単独で作用するわけではなく、広範囲に重なり合いながら、影響し合っています。

こうした神経伝達物質の多くを受ける受容体（レセプター）が、消化管と脳に集まっているのです。たとえばエンドルフィンは、腸の機能に作用すると同時に、幸福感や痛みの感覚をもたらす物質ですが、このレセプターが、脳と同様、腸にも多量に存在していたのです。

エンドルフィンのレセプターが、免疫系の細胞が多く集中する腸に多く存在するということは、私たちの体が、神経系と内分泌系を網のように結びながら、免疫力を維持していることを示しています。免疫系の細胞集団は、神経系や内分泌系とは異なるシステムで、各臓器細胞の働きを制御しています。免疫系の細胞だけが、移動してほかの細胞にシグナルを送ることができます。これが免疫系の特徴といえるでしょう。

抗体を生産する細胞であるB細胞は、自ら移動するだけでなく、遠くの臓器細胞にシグナルを伝達する寿命の長い抗体をつくります。このB細胞を含む免疫系全体を統括するのはT細胞ですが、これも自分で活発に移動してシグナルを運びます。T細胞は、標的となる細胞に直接接触したり、サイトカインという物質を放出して標的を攻撃します。

一方、「貪食細胞」と呼ばれるマクロファージは、活発に移動してT細胞や異物と接触し、T細胞に異物（抗原）の情報を提供し、その一方で、異物を排除する働きをします。

以前は、この免疫系細胞はたえず移動して同じ場所にとどまらないため、部位が固定されている神経とは接点がないように考えられていました。しかし最近の研究で、T細胞やB細胞などのリンパ球の表面には神経伝達物質を受け取るレセプターがあり、自律神経とダイナミックに接触していることがわかってきました。このため、たとえば精神的なストレスなどの刺激が交感神経を通じて脾臓に達すると、NK細胞などの免疫系細胞の活性が低下してしまうのです。

腸内細菌が免疫力を支える

胃や腸などを「消化管」と総称しますが、正確には口から肛門までの間を指し、その長さは短い人で6メートル、長い人で10メートルに達するといいます。

消化管のなかでも胃から腸までは粘膜組織におおわれていて、体内にありながら外部と直結していることから、「内なる外」とも呼ばれます。人間は口から栄養素や水分を摂り入れますが、そのとき同時に、病原体も外から運び入れてしまいます。

口から入った食べ物は、胃で消化され、腸で吸収され、およそ24時間後に体外に排泄されます。主にたんぱく質や炭水化物は胃で消化されますが、胃の強い胃酸はバイ菌などの侵入も防ぎます。

このような理由から、腸は人間にとって最大の免疫組織であるのです。リンパ球のT細胞やB細胞は、ほとんどが腸に分布しています。B細胞の約70％がここに分布し、IgA抗体を主とする1日約3・5グラムの抗体をつくり、外敵と闘う準備をしています。

腸は、小腸と大腸に分かれます。小腸の長さは全体で4～7メートルで、胃に続く20センチほどの部分が十二指腸です。十二指腸では、分泌される膵液や胆汁、腸液などによって消化が促進され、胃液の酸性が中和されます。

十二指腸の下にあり、小腸の約5分の2を占める「空腸」はとても密な絨毛《じゅうもう》（小腸内壁の輪状ひだにある細かい突起）に覆われており、消化酵素の活性が高く、消化・吸収の中心的役割を果たします。

空腸の下の部分のおよそ5分の3が「回腸」です。ここには腸の最大の免疫組織である「パイエル板」というリンパ組織があります。リンパ小節が集合した腸管独特の免疫組織です。そのもっとも外側にある細胞が「M細胞」で、これには絨毛がありません。ほとんど毛のない組織の上に薄い膜が広がっていて、病原菌をそのまま細胞内に取り込み、包み込んで退治してしまうのです。事実、コレラ菌、チフス菌、赤痢菌などに感染すると、M細胞が短い間に増殖することがわかっています。

そのほかにも、腸管上皮細胞のいたるところに、T細胞を主とするリンパ球が存在していて、その下の粘膜固有層という組織に、免疫細胞が貯蔵される仕組みになっています。腸に存在するB細胞も抗体を産出して免疫力を発揮します。

また、腸に存在するT細胞はいわばエリート。骨髄でつくられて胸腺で淘汰されたT細胞がパイエル板に運ばれるとそこで〝訓練〟され、強力な免疫力を発揮するのです。

私たちの体には、毎日3000~5000個のがん細胞が発生しますが、がん細胞はもともと〝身内〟の細胞が変化したものなので、本来、免疫細胞ががん細胞をたたく力はそれほど強くないのですが、パイエル板で訓練されたT細胞は活性を高めていて、がん細胞を攻撃する力が増しています。

大腸は、小腸の上に位置しますが、これは盲腸、結腸、直腸からなっています。長さは約１・５メートルほど。上部で水と電解質が吸収され、下部で便をつくります。腸内フローラが形成されるのは、ほとんどが大腸です。

腸管免疫は人間の体のなかで最大の免疫システムです。それに大きな影響を与え、活性化しているのが腸内細菌なのです。小腸には小腸特有の、大腸には大腸特有の腸内細菌がそれぞれ定住していて、免疫システムをバックアップし、私たちの体を守っています。

免疫の敵、ストレスとの付き合い方

ストレスがなぜ免疫を低下させるのか?

人間がストレスに直撃されると、人体の2つの「系」に影響が生じます。1つは、ストレスに迅速に反応する**「自律神経系」への影響**です。交感神経が興奮すると脳の視床下部が刺激され、視床下部の神経細胞が活動して、神経伝達物質の1つノルアドレナリンが脳内に分泌されます。そして副腎髄質からアドレナリンが放出されて、この結果、免疫が低下するのです。

アドレナリンやノルアドレナリンは心臓の動きを早め、血管を収縮して血圧を高め、血液を全身にめぐらせます。旅行すると便秘になりやすい要因の1つは、交感神経が興奮し、腸の活動が低下することにあります。

2つめは、ストレスにゆっくり反応する**「視床下部・脳下垂体・副腎系」への影響**です。ストレスの刺激を受けると、脳は視床下部からCRH(副腎皮質刺激ホルモン放出因子)

というホルモンを放出するのですが、これを受け取った脳下垂体が興奮し、ＡＣＴＨ（副腎皮質刺激ホルモン）を放出するのです。ＡＣＴＨが血液の流れに乗って、遠く離れた副腎に届くと、今度は副腎皮質が興奮し、ストレスホルモンであるコルチゾールを放出するという、一連の連鎖反応が起こります。

１つめの自律神経系へ影響は反応の速度が速いのですが、２つめの「視床下部・脳下垂体・副腎系」への反応はゆるやかです。しかし、このゆるやかさが意外な結果をもたらします。

ストレスが長く続くとＡＣＴＨのせいで副腎が肥大化するのですが、このとき脳下垂体はＡＣＴＨの生産にかかりきりになり、ほかの大切なホルモンの生産がストップしてしまいます。その結果、精巣や卵巣を刺激するホルモンや成長ホルモン、毛髪の黒色色素が生産されなくなるので、卵巣や精巣が萎縮し、身長は伸びなくなり、髪の毛が白くなってしまうという弊害をもたらすのです。

ストレスで低下する免疫は、副交感神経で回復

ストレスにさらされると交感神経が刺激され、体内では放出されたアドレナリンの作用

で顆粒球が必要以上に増加します。顆粒球は細菌などの比較的大きなサイズの異物の処理を受け持っています。

その顆粒球が活性酸素を放出して細菌類などを攻撃するのですが、このとき細菌だけでなく、体のあちこちの細胞や組織も攻撃して破壊してしまうのです。この結果、免役力を低下させてしまうというわけです。

つまり、**ストレスを受けたときには副交感神経を刺激して優位に保っておく**ことが、免疫力を回復させる近道ということになります。

では副交感神経を優位に保つ方法とは、どんなものでしょうか。免疫力を低下させる原因であるストレスの素であるストレッサーを探し、それを軽減させるのが1番の方法です。私のやり方をご紹介します。私はストレッサーを見つけたら、断固としてそれに近づかないようにしています。これは、ときとして人間関係に支障をきたす場合がありますが、健康を害するよりましだと割り切っています。

次に、気持ちよく続けられるような適度な運動をすること。体が温かくなり汗ばむくらいの運動は、副交感神経を優位にします。毎日1時間程度のウォーキングなどをおすすめします。

そして食事はゆっくり食べること。食べること自体が副交感神経を優位にするのですが、ゆっくり食べると、その効果がさらに増強するのです。また、体を温めて血流をよくすることをこころがけてください。お風呂はシャワーではなく、少しぬるめのお湯に、ゆっくりつかるようにしましょう。深呼吸も副交感神経を優位にするよい方法です。

こころの持ち方が免疫を変える

何事も前向きに明るく考えるか、それとも暗く沈んでしまうのか……こころの持ち方は、免疫系の強弱に大きく関係します。

どんなときでもポジティブにとらえ希望を持つと、脳が活性化するだけでなく、交感神経と副交感神経のバランスがとれるようになり、神経・内分泌・免疫系の「三位一体」が整います。その結果、免疫力が増強されていきます。

反対に「もうだめだ」と落胆し、失望すると、交感神経と副交感神経のバランスを崩してしまいます。その結果、三位一体の構造がゆがみ、免疫系が弱体化するというわけです。

先ほど、ＮＫ細胞はメンタルな部分に左右されると書きました。ＮＫ細胞は、こころの持ち方にもっとも影響を受けやすいのです。たとえば**笑えばＮＫ細胞活性は上昇し、落ち**

込むと活性が低下することがよく知られています。

では、メンタルな部分が、どうＮＫ細胞活性に影響を与えているのでしょうか？　私たちは日ごろから、無意識に「好き・嫌い」や「いい・悪い」を判断しています。「気持ちいい・気持ち悪い」も同じです。こうした「こころの変化」や「感情の変化」が「間脳」に伝わると、間脳が活発に活動し、情報伝達物質であるプロオピオメラノコルチン（ＰＯＭＣ）というたんぱく質を合成し、それが無数の神経ペプチドに分解されます。

驚くことに、この神経ペプチドは、まるで感情があるかのように、こころや感情の変化の内容を判断し、それに応じて自分の性質を変えていくのです。

「好き」とか「楽しい」というこころの動きを感じた場合は、このたんぱく質はβ‐エンドルフィンやドーパミンなどの「善玉ペプチド」として血液やリンパ球を通じて全身に流れ、ＮＫ細胞を活性化させます。

反対に「悲しいとき」や「ストレスがかかったとき」には、アドレナリンやノルアドレナリンを放出し、ＮＫ細胞の活性を低下させてしまうのです。

なぜ神経ペプチドが、こんな不思議な能力を持っているのか、詳細は不明です。でもこの例を見るだけでも、人体のメカニズムには不思議なことがいっぱいです。

プラスのイメージでNK細胞を活性化

ＮＫ細胞の活性を高めるのに最適のイメージトレーニングがあるので、ここでお教えしましょう。

30分間目を閉じて、沖縄のサンゴ礁をイメージするトレーニングです。「蒼い海に白いサンゴ礁がよくはえているな、波も静かで、熱帯魚が気持ちよさそうに泳いでいるな」などとこころのなかで語りかけ、サンゴ礁の風景をたった30分間イメージするだけです。美しい景色などの**プラスのイメージでＮＫ細胞活性が上昇**していくのは、実際に私が行なった実験でも証明されています。

また、**笑うことでＮＫ細胞を含めた免疫力が高まる**という研究もたくさんあります。ＮＫ細胞はほかの免疫細胞と異なり、ポジティブな気持ちになるだけですぐ活性が高まるように、日常生活の些細な変化で簡単に活性を高めたり低めたりする性質を持っています。活性を高めるにはまず、運動をすることです。**日常的に運動する人は、あまり運動しない人よりもＮＫ細胞活性が高くなる**ことが知られています。

とくに歩くことが有効です。東京ガス健康開発センターが、社員９０００人を16年間追跡調査した結果があります。毎日1時間の歩行と週末の運動をしている人は、ほとんど歩いていない人に比べ、がんによる死亡のリスクが半減したそうです。

しかし、無理は禁物です。私は講演などで、「あまりストイックに生きるのはよくないですよ」と語っています。楽しくポジティブに生きるほうがNK細胞活性化に有効なのですから、飲める人ならお酒も多少は飲んで、こころを開放して陽気に楽しく暮らすことです。するとストレスが減り、NK細胞活性も高く保てるのです。

アレルギーは腸の悲鳴

「過度のきれい好き」が幸せを遠ざける

人間、動物を問わず、赤ちゃんはなんでもなめたがります。むしろ動物の場合は、親が積極的になめさせる傾向があるようです。

たとえば生まれたてのコアラの赤ちゃんは、母親の糞をなめます。コアラの主食であるユーカリの葉は赤ちゃんにとっては毒性が強すぎます。それを無毒化させるためには、親が持つのと同じくらいの腸内細菌が必要なのです。母親はそれを知っているから、生まれてすぐ、自分の糞をなめさせるのです。

パンダの子どもも、成長過程で母親の糞をなめます。やはり、主食の笹の葉の消化・吸収をよくするために腸内フローラを整える必要があるのです。柱を食い荒らすシロアリも、木の繊維を消化する酵素を得るため、腸内細菌を増やそうとします。

人間の赤ちゃんも同じです。赤ちゃんが手当り次第になんでもなめるのは、単に好奇心からではなく、いろいろなものをなめて、**無意識に自分で腸内細菌を増やそうとするから**です。前述したように、野菜のセルロースを分解する酵素は、本来、人間は持ち合わせておらず、腸内細菌がいるからこそ、分解できるのです。

赤ちゃんが無意識に腸内に入れようとする腸内細菌は、主に「土壌菌」です。清潔な食器で、ときには防腐剤が混じった無菌の食品を食べて暮らしているのは人間だけです。

豚は土の上から直接、泥まみれの食べ物を口にしますが、それが豚を強くし、健康を守っています。地鶏とブロイラーを比べても、美味しいのは地鶏です。地鶏は土のなかのエサを食べ、同時に土壌菌を体内に摂り込んでいます。これが腸内細菌を元気にし、美味しい肉となっていくというわけです。

地鶏は腸内細菌が活発に活動しているので、土壌菌などの日和見菌が善玉菌に一斉に味方して働いてくれます。すると、美しい腸内フローラが形成されるのです。

ですが、最近の日本は「清潔信仰」が行き過ぎて、少し常軌を逸しているように思えてなりません。赤ちゃんが手にしたり、口にしたりするものを煮沸消毒し、赤ちゃんの手を始終、ウェットティッシュでぬぐっています。

これでは、**人間にとって大事な腸内細菌は整えられません。**その結果、免疫機能が十分に働かず、花粉症、アトピー性皮膚炎、気管支ぜんそくなどのアレルギー性疾患に悩まされることになってしまうのです。ですから親御さんは、「汚いから駄目」といわず、できるだけ見守ってあげてください。なんでも「バッチイ」といっているうちは、赤ちゃんは腸内フローラを整えることができません。

アレルギーやリウマチなどの自己免疫疾患は、「免疫機能が過剰に働く結果、起きる病気」とされていますが、実際はそうではありません。清潔志向が行き過ぎて、菌にさらされる機会が減った免疫機能が弱体化して闘うべき相手を見失い、免疫力を低下させてしまった結果だと、私は考えています。だからこそ、卵や牛乳など、本来は体に害がないはずの物質にアレルギー反応を示したり、自分のものとそうでないものとの区別がつかなくなって自分の細胞を攻撃し、自己免疫疾患を起こすのです。

アレルギー性疾患の急増は欧米でも問題になっており、「アレルギー体質になる原因は、乳幼児に風邪などの感染症にかかる機会が減ったことにある」という「衛生環境原因説」が注目を浴びています。感染症などと闘った経験がない免疫機能が、闘うべき相手を見失って、体に無害なものを攻撃し、アレルギー症状を引き起こす子どもが増えているのです。

なぜこんなことが起きるのでしょうか。問題は過度の清潔志向にあります。**潔癖症といっ**

てもいいくらいの清潔志向が、身の周りから雑菌を排除したため、免疫機能が鍛えられなくなってしまったのです。

実は私たちの周囲には、それほど怖い菌はいません。むしろ、よいことをしてくれる菌のほうが多いのです。「不潔」の象徴である大腸菌だって、人体の役に立っていることは、すでに述べた通りです。

いまの〝清潔至上主義〟は、病原菌も健康に欠かせない大事な菌もいっしょくたにして、排除しようとします。その象徴が「抗菌・除菌グッズ」です。そこには、細菌を敵視することで売り上げを伸ばしたい生活用品や薬品メーカーの〝謀略〟があります。店頭には「除菌グッズ」があふれ、電車のつり革を濡れティッシュで拭く人まで登場しています。

私は、手洗いに薬用石鹸は必要ないと考えています。昔ながらの固形石鹸で十分です。食卓や台所をアルコール除菌するのも無意味です。

私たちがいますするべきは、身の周りにいる細菌を大事にすることです。それを化学薬品で根絶やしにしようとするから、アレルギーなどの現代病を引き起こし、かえって不幸になっていくのです。

アレルギーは現代社会独特の文明病

アレルギーは基本的には免疫反応の１つで、人体の生理上、自然の反応です。しかしアレルギー〝疾患〟となると、「現代社会がもたらした文明病」といわざるを得ません。私たちの体内にいて、体を守ってくれている皮膚常在菌や腸内細菌などの微生物を「キタナイもの」として排除してしまう現代の「清潔志向」が、アレルギー病を多発させる大きな要因です。

アレルギー疾患の代表的なものは、アトピー性皮膚炎、気管支ぜんそく、花粉症などのアレルギー性鼻炎などです。こうしたアレルギー症状を示す人を年齢別・地域別に調べていくと、現在の日本では３人に１人の割合で、なんらかのアレルギー症状を示しているということがわかりました。年齢的には子どもに多く、とくに都市部ではアレルギー症状を示す人の割合が２人に１人となっています。

国立成育医療センターの斉藤博久部長らの調査では、１９７０年代に生まれた日本人にアレルギー体質が急増し、とくに都市部では90％以上がそれに当てはまるそうです。

でも、日本に花粉症やぜんそく、アトピー性皮膚炎などのアレルギー性疾患が出現したのは65年ごろのこと。それまでの日本には、こんなアレルギー病はほとんど見られなかったのです。

なぜ、昔はほとんど見られなかったアレルギー病が、こんなに多く出現するようになったのか？　私たちがよかれと思ってつくってきた **〝文明社会〟が、アレルギー疾患を生んでしまった**のです。

私は45年間、インドネシアのカリマンタン島を毎年のように訪れ、子どもたちの健康状態を観察しています。すると、糞便が流れる川につかって平気で遊ぶカリマンタン島の子どもたちには、アレルギー疾患で悩む子はいないことに気がつきました。

調べてみると、カリマンタン島の子どもはほとんどが回虫などの寄生虫に感染しているのです。

私が小学生の時分、クラスでは同級生全員が回虫にかかっていました。でも、花粉症やアトピーなどで悩む子どもは、まったくいませんでした。その関係について、「回虫がいたからアレルギー疾患とは無縁だった」と、いまならはっきりいえます。

小学生のころ、よく遊んだスギ鉄砲を思い出します。竹筒にスギの実を入れてパチンと撃つ遊びです。毎日、山に入って、スギ花粉でまっ黄色になりながらスギの実を採ってきたものです。しかし、スギ花粉症などになった子は、1人もいませんでした。

日本でスギ花粉症の第1例が発見されたのは、63年、日光市でのことです。しかし、日光のスギ並木はそのはるか昔、17世紀に整備されているのです。昔の日本人は、いくらスギ花粉を吸っても、花粉症とは無縁だったのです。

なぜなんだろう?……それが私の生涯の研究テーマになりました。そしてインドネシアの子どもたちを見ているうちに、**「回虫がアレルギー反応を抑えているに違いない」**と確信しました。

そこで、犬に寄生するフィラリアという寄生虫を材料にしてアレルギー反応を抑える物質を取り出す実験を繰り返し、5年以上の歳月を経て、寄生虫体内からアレルギー反応を抑える物質を取り出すことに成功したのです。それは寄生虫が分泌・排泄する物質に存在するたんぱく質でした。私はそれを「DiAg」と名づけました。

同じころ、耳鼻科の先生たちの調査結果では、結核の予防接種、BCGを受けた子どもがアトピーやぜんそくなどのアレルギー性疾患にかかりにくいと発表されていました。結核などの細菌感染がアレルギー反応を抑えているというのです。私は意を強くしていきました。

寄生虫が、アレルギーから人間を守る

「DiAg」を精製することに成功した私は、その物質がアレルギー反応を抑える機序について研究することにしました。ちょっと難しいかもしれませんが、少しだけお付き合いください。

スギ花粉が体内に入ると「貪食細胞」と呼ばれるマクロファージが出てきて、スギ花粉を食べて退治します。そしてマクロファージはこのスギ花粉に関する情報を、T細胞に伝えます（抗原提示）。その情報に基づいてT細胞は、スギ花粉に対する抗体をつくる能力を持ったB細胞に「抗体をつくれ」と指令を出します。そこで、B細胞はIgE抗体を産生します。

スギ花粉症は、スギ花粉が飛び散る春先に起こります。B細胞が産生したスギ花粉に対するIgE抗体は、鼻の粘膜上にいる肥満細胞の表面に付着します。そのIgE抗体2個にスギ花粉が付着すると肥満細胞が破れてヒスタミンやセロトニンが放出され、くしゃみや鼻水などのアレルギー反応が起きるのです。

「肥満細胞」というと「人間を太らせてしまう細胞で、ダイエットの敵」と勘違いしそう

ですが、そうではありません。細胞内に「ヒスタミン」などの化学伝達物質がいっぱい詰まって、パンパンになった状態から、この名がついています。

困ったことに、**鼻や口、皮下、気管支など人間の粘膜にある肥満細胞には、IgE抗体を受け止める〝鍵穴〟がある**のです。

「困ったことに」と申し上げたのは、IgE抗体がこの鍵穴にすっぽりはまってしまうと、飛んできた花粉がそのIgE抗体にくっついてしまい、やがて膜に変化が起きて肥満細胞が破れてしまうのです。

さあ、大変です。ヒスタミンなどの化学物質がまき散らされ、その刺激で粘膜が炎症を起こし、鼻の粘膜の刺激はくしゃみや鼻水、目の粘膜なら涙が止まらなくなります。これが花粉症です。

IgE抗体は、人間の血液中に含まれています。これが化学物質と結びつくと花粉症などを引き起こしてしまうのですが、もし、肥満細胞を破裂させない抗体があったらどうでしょう。それを「非特異的IgE抗体」といいますが、実は人が寄生虫感染すると、寄生虫がこれをつくり出し、肥満細胞の破裂を防ぐのです。

寄生虫に感染していると寄生虫が分泌・排泄する物質のDiAgがマクロファージに吸着

し、T細胞やB細胞の伝導路が一部ブロックされてしまうのです。すると、スギ花粉がマクロファージに食べられても、その情報が完全にはT細胞やB細胞に届くことはありません。その結果、B細胞はスギ花粉に反応しない不完全なIgE抗体を大量に産出し、この不完全なIgE抗体がすべての肥満細胞をおおってしまうのです。

肥満細胞の表面についた不完全なIgE抗体は、スギ花粉がやってきても吸着しません。その結果、肥満細胞が破れることはなく、したがって花粉症が起こらないというわけなのです。

おわかりでしょうか。つまりこの抗体が増えれば、いくら花粉が入ってきても肥満細胞が破裂しないので、アレルギー症状は起こさずにすみます。人間が寄生虫に感染すれば、花粉症の悩みが解決できるのです。

アレルギーを発症させる物質アレルゲン

アレルギーを発症させる物質を「アレルゲン」と呼びます。**アレルゲンは鼻、口などから入る吸入性のアレルゲンと、食べ物に含まれる食物性アレルゲンとに分かれます。**

吸入性のものではダニやカビ、ソバガラ、スギなどの花粉、ネコやイヌの毛などが代表的で、食物性では卵、牛乳、大豆などが主なものです。

花粉症などのアレルギー性鼻炎は、吸入性のアレルゲンが引き起こします。鼻粘膜が刺激されて起こるアレルギー反応で、くしゃみや鼻水、鼻づまりなどの症状が見られ、とくに子どもには鼻づまりが多いようです。

鼻から入ったアレルゲンは鼻粘膜の肥満細胞に作用し、そこから化学伝達物質であるヒスタミンを出し、これが鼻粘膜の毛細血管に作用して、鼻づまりを引き起こします。

これに対して、くしゃみや鼻水は、化学物質ヒスタミンが神経末端を刺激し、その刺激が脳に伝わり、神経中枢を通って鼻粘膜の組織に働きかけ、その結果、くしゃみや鼻水という症状が引き起こされるのです。

アレルギー性鼻炎を引き起こすアレルゲンとしては、子どものころはダニが原因のことが多く、成人になると花粉による影響が大きくなるようです。

「花粉症」でもっとも多いのがスギ花粉症ですが、最近ではヒノキが原因の例も増加しています。スギ花粉症はスギ花粉が飛散する春先が中心になるので、それ以外の時期に花粉症を発症する場合は、ヒノキ花粉症を疑ってください。

気管支ぜんそくはなぜ起きるのか

人間が吸った空気は、喉を通って気管に入っていきます。気管は奥で2本に枝分かれし、そこから先が「気管支」と呼ばれます。気管支ぜんそくとは、なんらかの原因で、そこでアレルギー反応が起きる症状です。

ぜんそくには「アトピー性」と「非アトピー性」があります。「アトピー性」とは、特定のアレルゲンに対するIgE抗体がつくられてアレルギー反応が起こり、ぜんそく症状が出るもの。「非アトピー性」はアレルゲンが関与しないもので、たとえば気管支炎とか風邪などが引き金になって起こるものです。

大人のぜんそくには一般的に非アトピー性が多く、小児ぜんそくはアトピー性が圧倒的です。

アトピー性ぜんそくのアレルゲンとしては、もっとも多いのが、チリダニです。よく「ハウスダスト・アレルギー」(家庭内のチリなどが原因のアレルギー)などが騒がれますが、ハウスダストの主成分はチリダニなのです。

ぜんそくが起こるメカニズムは、花粉症と同じです。気管支に入ったアレルゲンがIgE

抗体とくっつくと気管支にある肥満細胞が刺激され、ヒスタミンなどの化学物質が放出されて、症状につながるのです。

そして化学物質は気管支を取り巻く平滑筋を収縮させ、痰のような粘性物質を分泌させます。その結果、空気の通り道である気管支の内径が狭まります。狭くなると当然、空気の通りが悪くなって呼吸をしにくくなり、ぜんそく症状を引き起こすというわけです。

●アトピー性皮膚炎は皮膚バリアーの低下

比較的古くから知られていた気管支ぜんそくに比べ、アトピー性皮膚炎が出現したのは最近のことです。日本では20年くらい前から目立ち始め、驚くほどの勢いで患者数が増えています。いま、小児では10人ないし20人に1人が患者とされ、成人でも重症のアトピー性皮膚炎患者が急増しています。

アトピー性皮膚炎は、「皮膚のバリアー機能の低下」が原因です。皮膚の表面は3層の膜でおおわれていて、もっとも外側にあるのが「角質層」、その下が「表皮層」で、この2つを合わせて「表皮」と呼びます。もっとも内側にあるのが「真皮層」です。

実は皮膚の部分には強力な免疫機能が働いていて、細菌などの微生物やダニなどのアレルゲンに皮膚が襲撃されると、まず角質層がバリアーの役目を果たし、これらの侵入を阻みます。その下の表皮層ではマクロファージが警戒を続け、細菌類の侵入を監視していま す。真皮層には神経や血管があり、そこにある肥満細胞にアレルゲンが到達すると、アレルギー反応が生じてしまうからです。

肥満細胞がアレルギー反応によってヒスタミンやサイトカインを放出する結果、表皮に向かっている神経細胞が刺激されて、激しいかゆみが起こるというわけです。

もっとも外側の角質層の細胞と細胞の間にはセラミドと呼ばれる脂質があり、接着剤の役目を果たしています。細胞間にすき間があると水分がもれ、角質層がカサカサに乾いてしまうのです。この状態を「ドライスキン」といいます。

アトピー性皮膚炎患者の皮膚は、細胞の接着剤役のセラミドが不足していて、カサカサに乾き、ドライスキン状態になっています。すると細菌などの微生物やダニなどのアレルゲンが侵入しやすくなり、アトピー性皮膚炎を発症してしまうのです。

ただし、アトピー性皮膚炎のアレルゲンの特定は難しいのも事実で、往々にして血液検査では、複数のアレルゲンに陽性反応が出ることもあります。

食物アレルギーはなぜ起きるのか

実は食物アレルギーに関しては、最近、「リーキーガット症候群」（ＬＧＳ）が叫ばれるようになりました。

腸には微小絨毛がたくさんあって、それに薄い膜がついています。本来、これは腸内細菌以外の、ほかから侵入したバイ菌や、食物でも高たんぱくの物質は通さない構造になっています。

しかし腸内細菌の働きが弱いと膜が破れて、食物アレルギーが増加するほか、化学物質への感受性の増大、線維筋痛症などを引き起こします。

腸の粘膜で形成される「腸壁バリアー」は、吸収する物質の分子量が小さい場合は、腸粘膜の上皮組織から正常に吸収する仕組みになっています。一定の大きさの分子までは、腸管の微絨毛表皮膜を通過することができますが、ＬＧＳによって粘膜に穴があくと、通常の10倍もの大きさの食物や化学物質のかたまりが血液中に流れ込むようになってしまい、腸壁バリアーが機能しなくなってしまうのです。

ではなぜ、ＬＧＳのような症状が出てしまうのでしょうか。それは、赤ちゃんのときに免疫力を獲得できなかったせいだと考えています。赤ちゃんの時代に、いろいろなものをなめるのを阻止してしまった結果です。

お母さんのお腹のなかという〝無菌室〟で育っていた赤ちゃんは、免疫力がゼロのまま、この世界に登場してきます。ですが、充満するインフルエンザウイルスやノロウイルスに対抗するには、速やかに免疫を獲得する必要があります。

最初のうち、赤ちゃんはお母さんのおっぱいを飲んで、お母さんのおっぱいから免疫物質を受け取るのですが、それでは足りない。そのために無意識に「ちょい悪菌」を入れているのです。「ちょい悪菌」とは土壌菌です。そうしないと腸が生育せず、腸の粘膜が出来上がらないのです。

実は善玉菌も悪玉菌も培養できる菌です。善玉菌の乳酸菌などは、腸を大事にするとどっと増えていく。でも**土壌菌は培養できない**のです。お母さんが持つ皮膚常在菌もそうです。土壌菌は日和見菌です。善玉菌、悪玉菌のように、培養できる菌は年齢とともに増減します。しかし日和見菌の組成は、生まれたときに、どんな具合でなめたかで決まってくるのです。**赤ちゃんの時代になめたものですべてが決定され、それは一生変わりません。**

要するに赤ちゃんは、生まれたらすぐ、いろんなものをなめて、腸を善玉菌だけではなく、大腸菌や土壌菌も多く摂り入れなければならないのです。赤ちゃんの腸内フローラが形成されるのは、生後10か月くらいの間です。その間に、落ちたものを拾って食べないといけない、〝バッチイ〟ものをなめさせないといけないのです。

生まれてすぐ無菌室に入れ、ミルクや哺乳瓶を消毒していると、赤ちゃんの腸のなかに大腸菌も土壌菌も入り込めません。

私は、アトピーで苦しむ赤ちゃんの便を調べたことがあります。すると大腸菌が1匹も見当たらない赤ちゃんが40％もいました。よく見ると絨毛の膜に穴があいているのです。するとどうなるでしょうか。たとえば牛乳なら、普通は腸がペプチドを分解して吸収するのですが、穴があいているために分解されず、高分子のまま吸収されてしまうのです。これがアレルギーを引き起こします。

腸を鍛えてアレルギーを克服する

つまり食物アレルギー増大の原因は、赤ちゃんの育て方にあります。バイ菌とどう付き合うかが大事で、自然界ではそれが当たり前になされ、それで得られるのが自然治癒力です。しかし行き過ぎた清潔志向のせいで、アレルギーを増やしてしまっているのです。

昔、卵はご馳走でしたし、精製したパンなど食べることができませんでした。そんな時代にはアレルギーの人は数えるほどでした。お母さんは忙しいし、誰もかまってくれなかったので、赤ちゃんは自然と、身の周りのものをなめていたからです。

「不潔だから」という理由で、赤ちゃんがものをなめるのを規制してきたのは日本の医学界ですが、最近は傾向が変わってきて、お医者さんも「ベタベタさわりなさい」「チュッチュッしなさい」と指導するようになりました。土壌菌や皮膚常在菌がお母さんの腸内細菌と似ていて、赤ちゃんはそれを受け継いで、健康に育っていくことを認識しだしたからです。

でも不幸にして、生後10か月の間に腸内細菌がきちんと形成されなかった場合は、アレルギー体質改善は簡単ではありません。しかし私の経験からいうと、**添加物の入った食品を摂らないようにしたり、野菜や果物、発酵食品を豊富に摂れば体質が改善される例が多い**ので、安心してください。

大きな組成は変わりませんが、それでも善玉菌が増えれば、腸内環境が好転するのです。たとえばオリゴ糖を与えるとビフィズス菌があっという間に増え、腸内環境は劇的に変わります。

これまで、世界でもっとも清潔志向が強い国はアメリカだと思われてきました。アメリカでは１９５０年代にすでにブタクサによる花粉症が見られます。でも当時、日本にはまったくありませんでした。当時の論文には「日本人はアレルギー体質ではない民族」と書かれています。しかし63年には「花粉症」の第1号が報告され、あれよあれよという間に、世界でもっともアレルギー体質の民族になってしまいました。

つまり、これほど清潔志向が強くなる前のほうが、私たちの生活はバランスが取れていたということです。自然が命じるままやっていれば、人間は健康になるようにできているのです。

アレルギーは遺伝ではなく、環境によって生まれてくるのです。現代では、ほとんど遺伝子は替えられるという説が出てきています。それよりも環境が重要なのです。

ですから、腸を鍛えれば元気で長生きできるだけでなく、気持ちよく生きられます。昔は寿命こそ長くありませんでしたが、みんな元気で明るく過ごしていました。でも現代は長寿の時代といわれながら、アトピーやうつなどで苦しみ、半分愚痴りながら生きている人が大勢います。

アトピーはやっかいな病気です。こころにも悩みが派生します。でもその根源である腸を鍛えれば症状も改善し、こころの問題も解決しやすくなるでしょう。アトピーやぜんそく、アレルギーが抑えられ、不安感がなくなれば、元気で生きられるようになるのです。

第4章

こころの健康を守る
〝腸活性化〟生活術

あなたの「腸年齢」は大丈夫？

長年、「がん、心臓病、脳卒中」が日本人の3大死因でしたが、ここ数年で変化が現れています。最新データでは、脳卒中に入れ替わって肺炎で亡くなる人が増えて3位になっています。

２０１２（平成24）年の厚生労働省の人口動態統計によると、日本人の死因は1位が「がん」で、2位は「心臓病」、3位は「肺炎」、4位が「脳卒中」となっています。２０１０年に肺炎が脳卒中に入れ替わって3位になったのです。

もともと肺炎によって亡くなる人は高齢者に多く、肺炎による死亡数の増加は、高齢化による影響が大きいと考えられます。高齢でほかの病気にかかっている人や寝たきりの人が、誤嚥《ごえん》などで肺炎になり、そのまま亡くなられるケースも多いといわれているからです。

私は**日本人の免疫力が落ちていることが、高齢者に肺炎で亡くなる人が増えている大き**

な要因になっているのではないかと思っています。その理由として、中高年になるとなんらかの持病を抱えている人が多く、薬漬けになっている人も多いからです。すべてではありませんが、抗生物質によって腸内細菌も死んでしまいます。すると、腸内細菌のバランスが崩れ、免疫を担っている「腸管免疫」も低下してしまうのです。

日本人の死因順位の変化は、高齢化社会で病気にならずに生きていくためには、日頃から免疫力を高める対策、とくに腸内細菌を元気にする生活習慣が大事であると、警鐘を鳴らしているように思うのです。

腸の働きが衰えると、消化機能だけではなく、免疫力も低下してしまいます。**いつまでも健康でいるためには、「腸年齢」を若く保つことが大切**です。長寿の鍵は〝腸寿〟が握っているというわけです。そこで、まずはあなたの腸年齢をチェックしてみましょう。

カンタン腸年齢チェック!

下記の項目に該当する場合は、左の欄に✓印をつけてください。

体調・免疫面

- □ 風邪をひきやすい
- □ 花粉症にかかっている
- □ 肌の調子が悪い
- □ 傷やケガが治りにくい

精神面

- □ 人付き合いは苦手なほう
- □ イライラしやすい
- □ 小さなことも思い悩んでしまいがち
- □ 寝つきがあまりよくない

食生活・生活習慣

- □ 肉中心で野菜をあまり食べない
- □ 食事の時間が不規則
- □ 3食ちゃんと摂っていない
- □ ウォーキングなどの運動をあまりしない

便通など

- □ 便秘がち、あるいは下痢をすることが多い
- □ 大便・おならが臭い
- □ 排便の時間が不規則になりがち
- □ 排便後もなんとなくすっきりしない

0個…………実年齢より腸年齢が若い
2〜3個……実年齢と腸年齢がほぼ同じ
4個〜7個…やや腸年齢が老け込んでいる可能性あり
8個以上……腸の老化が深刻

あなたは✓印がいくつありましたか？　該当する数が多ければ、それだけ腸の老化が進んでいる証拠です。本来、人間には１００歳まで元気に生き続ける遺伝子が備わっているのです。その**長寿遺伝子をオンにする鍵は、腸、つまり腸内細菌が握っている**のです。誰もが「ボケたり、寝たきりになったりせずに、長生きしたい」と願っているのではないでしょうか。その願いをかなえるために、この章では、どうすれば腸を元気にすることができるか。そのためにはなにをどのように食べればいいのかについてお話したいと思います。

「こころの病」を防ぐ食事術

１章をお読みいただいて、「こころの病」を防ぐためには、まずなによりセロトニンやドーパミンの原料となるトリプトファンやフェニルアラニンなどの必須アミノ酸を多く含んだたんぱく質を摂ることがいかに大切であるかがご理解いただけたと思います。

また、中高年は後に述べるように筋力低下がさまざまな問題を引き起こします。筋力低下を防ぐにはＢＣＡＡと呼ばれるアミノ酸を摂る必要があります。ですから、トリプトファンやフェニルアラニンといったアミノ酸を単体で摂るより、**必須アミノ酸をバランスよく摂ることが心身の健康を保つ秘訣**といえます。

幸いなことに、最近ではこの必須アミノ酸をバランスよく含む食品の目安として、**「アミノ酸スコア」**が考案されています（表参照）。もっともバランスがよいのを「アミノ酸スコア100」といい、卵やサケ・アジ、牛・豚・鶏肉などがあります。必須アミノ酸はたんぱく質をつくる部品のようなものなので、どれか1つが不足しても全体の栄養価が下がり、アミノ酸スコアは低くなります。

質のよいたんぱく質とは「アミノ酸スコア」が高いものということになりますが、食品を組み合わせることで、アミノ酸スコア、ひいては栄養価を上げることができるのです。

たとえば、大豆はアミノ酸スコアが86、白米は65です。この2つの食材の必須アミノ酸の含有量を詳細に見ると、白米にはリジンやスレオニンといった必須アミノ酸が少ないのですが、大豆にはそれらの必須アミノ酸がたっぷり含まれています。

つまり、ご飯とみそ汁、あるいは納豆や豆腐を組み合わせることで、バランスのいいたんぱく質を摂ることができるのです。ですから、**ご飯にみそ汁という伝統的な日本の食事は理にかなっている**というわけです。

さらに、ビタミンをつくりだしている腸内細菌の活動を高めるために、

①穀類・野菜類・豆類・果物類を摂ること

主要食品のアミノ酸スコア

※第一制限アミノ酸は、含有率が基準値と比較してもっとも低いアミノ酸のこと

食品名	アミノ酸スコア	第一制限アミノ酸
鶏卵	100	
牛乳	100	
プロセスチーズ	91	含硫アミノ酸
アジ	100	
イワシ	100	
サケ	100	
アサリ	81	トリプトファン
イカ	71	トリプトファン
エビ	84	トリプトファン
牛肉（サーロイン）	100	
豚肉（ロース）	100	
鶏肉（むね）	100	
鶏レバー	100	
精白米	65	リジン
小麦粉	44	リジン
とうもろこし	32	リジン
じゃがいも	68	ロイシン
大豆（全粒）	86	含硫アミノ酸
もめん豆腐	82	含硫アミノ酸
ほうれんそう	50	含硫アミノ酸
トマト	48	ロイシン
みかん	50	ロイシン

②納豆やヨーグルトなどの発酵食品を食べること
③食物繊維やオリゴ糖を摂ること
④加工食品や食品添加物をなるべく摂らないこと

以上の4つのことを守りましょう。

簡単スイーツで腸内細菌を喜ばせよう

ある年代の人にとっては、バナナは高級な南洋の果物で、贈答品として贈られたり、遠足のおやつや風邪を引いたときなど、特別な場合じゃないと口にできなかったのです。それが今日ではどうでしょう。スーパーの店頭にはいつもうず高く積まれ、とても安価に手に入るようになっています。

このバナナ、栄養価が高く消化もよく、食品としては優等生なのです。しかも、腸内細菌を元気にするオリゴ糖をたくさん含んでいます。

オリゴ糖は、腸内細菌が好むエサで、腸内に入るとビフィズス菌が増え、悪玉菌が減ります。このオリゴ糖は、バナナ以外にも大豆やトウモロコシ、ニンニクや玉ネギ、ゴボウ、ハチミツなどに豊富に含まれ、これらを使った食品を毎日食べていると、自ずと腸内フローラが整ってきて、「腸管免疫」の働きもよくなり、免疫力がアップします。

私のおすすめメニューは、「焼きバナナ」です。バナナに含まれているオリゴ糖は、焼くことで増える特性があるからです。また、バナナの食物繊維には、排便を促す働きがあるので、便秘解消にもなり、一石二鳥の効果が期待できます。

メニューといいましたが、つくり方はとても簡単です。皮ごとバナナをオーブントースターに入れて、皮が黒くなるまで焼くだけ。甘さもアップし、トロ～リとした舌触りがとても美味なのです。これこそ、食品添加物も精製した砂糖も含まない、完全無添加食品ですから、朝食やおやつにおすすめのスイーツです。

ちょっとおしゃれにいま風に工夫するなら、バナナに牛乳とヨーグルト、これにハチミツとレモン汁を加えて、ミキサーにかければ「バナナスムージー」の出来上がり。これも腸内細菌が喜ぶドリンクです。

また、善玉菌を増やす栄養素には、糖アルコールもあります。糖アルコールとは、糖質甘味料に分類されるもので、キシリトール、ソルビトール、マンニトールがあります。とくにキシリトールは、ガムや飴などの甘味料としてよく使われるようになったので、馴染みがあるかもしれません。

これらの糖アルコールの特性は、胃や腸で消化吸収されにくいので、メインエンジンがミトコンドリア系に移行(140ページから解説)した50歳以降の人にも適した甘味料です。しかも、砂糖に比べてカロリーが2分の1〜3分の1というのも大きなメリットで、ダイエット中の人にはおすすめの甘味料です。ただし、大量に摂ると下痢をしやすいというデメリットもあります。

ですから、人工甘味料よりも食品から自然な形で摂取しましょう。そのほうが体にはいいのです。糖アルコールは、野菜や果物にもたくさん含まれています。たとえば、キシリトールはバナナやイチゴ、カリフラワー、ホウレン草、玉ネギ、ニンジン、レタスなど。ソルビトールはリンゴやナシに、マンニトールは昆布に豊富に含まれています。これらの食品を積極的に摂ることで、善玉菌を増やし、腸内細菌のバランスを整えることになります。

便秘がちの人には、即効メニューとして「サツマイモとリンゴの重ね煮」がおすすめ。つくり方は、皮つきのままサツマイモとリンゴを薄切りにし、鍋に交互に重ねていきます。ここに適量のレーズンと、ひたひたの水を加えて、弱火でコトコトゆっくり煮ます。仕上げにシナモンを加えれば、糖アルコールと食物繊維の両方が摂れる、便秘解消には最適なスイーツになります。

●「生きた乳酸菌」でなくても大丈夫！

「幸せ物質」を腸内で増やすために、乳酸菌やビフィズス菌を腸内で増やし、腸内細菌叢のバランスをとろうとする方法があります。「**プロバイオティクス**」という言葉を聞いたことがある方も多いでしょう。これは最近話題の健康法で、**生きた細菌を摂り入れて、腸内フローラを理想の環境に導こうというもの**で、乳製品のメーカーが盛んに宣伝していま す。

具体的には、生きた乳酸菌やビフィズス菌の入ったヨーグルトや乳酸飲料を摂取して、腸内の善玉菌である乳酸菌やビフィズス菌を増やして、腸内バランスを整えようというもの。悪玉菌が増え、善玉菌が減少している腸内フローラの状態を改善するのは、生きた細菌類を入れるのがてっとり早い方法だからです。つまり、発酵食品を摂ることもプロバイオティクスの実践ということになります。

ところがここに困った問題があります。それは、せっかく乳酸菌やビフィズス菌を飲んでも、**ほとんどの乳酸菌やビフィズス菌は、腸に届く前に胃のなかで死んでしまう**ということ。乳酸菌などは胃酸に弱く、その90％は腸に届かないうちに死滅してしまうのです。

「なんだあ、それじゃあ意味ないじゃん！」

などという不満の声が聞こえてきそうです。でも、この弱点を補うために、最近は乳酸菌飲料最大手が腸まで生きて届くビフィズス菌を発見しましたし、L・カゼイ・シロタ菌をはじめとする「生きたまま腸に届く乳酸菌・ビフィズス菌」が含まれたヨーグルトなども発売されています。

でも、腸に届かなくてもよいのです。たとえ乳酸菌やビフィズス菌が胃のなかで死んでも、**これらの細菌類が棲んでいた溶液さえ腸に届けば、腸にいる乳酸菌やビフィズス菌が大量に増えるから**です。毎日食べたり飲んだりしている乳酸菌やビフィズス菌は、決して無駄にはなりません。

そこで最近では、**生きた細菌ばかりではなく、善玉菌のエサになる物質を腸のなかに摂り込もうとする「プレバイオティクス」**も、盛んに行なわれ始めました。

これは、善玉菌のエサとなる物質を積極的に摂って、腸内バランスを整えようという健康法。乳酸菌やビフィズス菌が棲んでいた溶液は、腸にいる善玉菌のエサになります。ですから、必ずしも「生きた乳酸菌」である必要はないのです。

これに善玉菌のエサになるオリゴ糖、糖アルコール、水溶性食物繊維（昆布、わかめなどの海藻類、リンゴなどの果物）、プロピオン酸菌による乳清発酵物などを使って、善玉菌を増やそうという試みです。

オリゴ糖は熱に強く、胃酸や消化酵素によって分解されにくい特性を持っています。ただし、**腸内細菌のエサは、一時的に摂ればいいというわけではなく、毎日摂り続けること。**それが腸内フローラを整え、美しい花園のように花開かせるベストの方法です。

さらに最近では、この**プロバイオティクスとプレバイオティクスを組み合わせた「シンバイオティクス」も盛ん**になっています。両者を一緒に実践することで、善玉菌を増やし腸内バランスが整い、より積極的な健康維持と増進を達成できるのです。

中高年からの生活術

50歳からは食生活を変えましょう

私たちが話したり、歩いたり、考えたりできるのは、酸素や食べ物を摂取し、酵素やビタミンなどの働きによって体内でエネルギーをつくっているからです。そのエネルギーを生成するエンジンは実は2種類あります。メインとサブに分かれており、ある年齢を境にメインが入れ替わることがわかりました。その年齢こそが50歳だったのです。ですから、私たちは**50歳になったら、エネルギーの燃料となる「食生活」を大きく転換する必要があるのです。**

その2つのエンジンとは、**「解糖エンジン」**と**「ミトコンドリアエンジン」**です。解糖エンジンは、糖分を燃料としてエネルギーをつくるエンジン。主に炭水化物を糖に変え、瞬発力のある動きのほかに、皮膚や粘膜、骨髄などの細胞の材料をつくりだします。

もうひとつのミトコンドリアエンジンは、酸素を燃料としてエネルギーをつくりだします。こちらは、持久力に優れ、心臓や脳の神経細胞など、持続してエネルギーが必要な部位への供給を担当しています。

このように、私たちの体は、２つの異なるエンジンからなる〝ハイブリッドエンジン〟を搭載していたのです。このハイブリッドエンジンは、若いときには解糖エンジンがメインで働いていますが、やがてミトコンドリアエンジンへと移行します。そのスイッチが切り替わるのが、だいたい50歳というわけです。

38億年の進化の歴史をたどれば、私たちの祖先となる生物は、無酸素と低温の環境に生きていた単細胞生物でした。強力な放射能に地球がさらされ、生物は深海でしか生きられないという過酷な環境のなかでつくりだされたのが解糖エンジンです。ですから、解糖エンジンは、低酸素・低体温の環境でよく働くという性質を持っています。

解糖エンジンでは、糖質を分解する化学反応によってエネルギーをつくりだします。特徴は、必要に応じて瞬間的にエネルギーを生み出すことです。

若く活動的なときには、瞬発力に長《た》けた解糖エンジンがよく動きます。ですから、解糖エンジンの原料となるものを食べる必要があります。ご飯やパンなどの穀類や芋類には炭水化物が豊富に含まれ、炭水化物にはでんぷんなどの糖質が多く含まれます。「炭水化物は太る」というイメージを持っている人が多いようですが、若い体には炭水化物は必要なのです。ですから、私は**40代以下の比較的若い世代は「炭水化物抜きダイエット」を長くやるべきではない**と思っています。全体のエネルギー量が減り、活力が保てなくなります。

一方、50歳以上の人のメインエンジンとなるミトコンドリアとは、細胞内にある小さな器官の1つです。私たちの体は60兆個の細胞から成り立っているといわれていますが、その個々の細胞のなかには、数個から数千個という数のミトコンドリアが存在しています。

ミトコンドリアの最大の役割は、酸素からエネルギーを生成することです。私たちは呼吸することでたくさんの酸素を肺から体内に摂り入れています。その酸素の運搬役が赤血球のなかにあるヘモグロビンで、酸素と結合する性質を持ち、肺から全身へと酸素を運搬しています。

血液によって全身の細胞に運ばれた酸素は、細胞内のミトコンドリアに届けられ、ミトコンドリアはその酸素を使ってエネルギーを生成します。ミトコンドリアエンジンは、解糖エンジンのような瞬発力はありませんが、長時間継続して膨大なエネルギーをつくり続ける持続力があります。酸素の燃焼という生成法によって解糖系よりはるかに効率的なエネルギーを生み出せるのが特徴です。

心筋細胞や脳細胞など持続的に働かなければならない細胞は、年齢に関係なく、主にミトコンドリア系からエネルギーの供給を受けています。

実はこのミトコンドリアエンジンは、地球上が酸素で覆われ、表面温度が高くなるなかで生み出されたエネルギー系です。ですから、酸素が豊富で体温が高い状態でよく動きます。このことを考えると、**50歳以上の中高年は、体を冷やさないようにして、できるだけ体温を高く保ち、酸素をたくさん吸いこむような体の動かし方がいい**ということになります。

中高年には、ウォーキングなどの有酸素運動や呼吸法に重点を置いた太極拳やヨガなどの運動がミトコンドリアエンジンの働きを活発にするのでおすすめです。

50歳を過ぎても、解糖系のエンジンの燃料となる炭水化物を主体とした食生活を続けていると、内臓脂肪の蓄積がさまざまな疾患を引き起こすメタボリックシンドローム、いわゆるメタボになりやすくなります。予備軍も含めると中高年男性の２人に１人がメタボといわれています。メタボ予防のためにも、できるだけ炭水化物の摂取を抑えて、ミトコンドリアエンジンに切り替えましょう。

中高年は「サルコペニア肥満」にご用心!

最近、このメタボに代わって問題視され始めている新たな肥満があります。それが「サルコペニア肥満」です。

初めて耳にする人も多いかもしれません。サルコは筋肉、ペニアは減少という意味で、**筋肉の量が減り体の機能が低下した状態に、肥満が加わったものがサルコペニア肥満**です。

筋肉の量は20代でピークを迎え、その後、年に1%以上ずつ減少するといわれています。あるデータによると、老化による筋肉量の減少は30代前半から始まり、50代からは急激に衰えていくそうです。

一見普通の肥満でも筋肉が衰えていると、糖尿病や心筋梗塞・脳卒中など生活習慣病になるリスクが非常に高くなるといわれています。筑波大学大学院の久野譜也教授は、サルコペニア肥満の人は標準体重の人に比べて、高血圧になるリスクが2倍以上高いという研究結果を発表しています。また、筋力が低下すると転倒しやすくなり、骨折などから寝たきりの原因にもなります。

このように50歳以上の人は、筋肉の衰えを防ぐためにも筋肉をつくるといわれているB

ＣＡＡを積極的に摂るようにしたいものです。ＢＣＡＡとは体内では合成されない必須アミノ酸である「バリン」「ロイシン」「イソロイシン」の３つを総称したものです。筋肉内の必須アミノ酸のうち30〜40％がこのＢＣＡＡで構成されており、これら３つの必須アミノ酸は筋肉を維持する働きをしています。ですから、中高年は**ご飯や麺類などの炭水化物の摂取をできるだけ抑えて、筋力を保つためにもＢＣＡＡをたっぷり含んだ良質なたんぱく質を摂ったほうがいい**ということになります。

良質のたんぱく質とは、前述の通りアミノ酸スコアの高い食品ということになります。卵や魚介類、肉類のほかに大豆製品や乳製品などを主体に、腸内細菌を元気にする野菜や発酵食品などを組み合わせ、良質のたんぱく質をたくさん摂るという食生活がポイントです。これに加えて、スクワットなどの筋トレを毎日行なうと筋力低下を防ぎサルコペニア肥満を予防できます。さらに、前述の通りウォーキングなどの有酸素運動や呼吸法などでミトコンドリアエンジンを活発にする生活習慣をこころがければ、老化のスピードを遅くして、いつまでも元気に過ごすことができるのです。

活性酸素に負けない生活術

「活性酸素」を退治して健康不老長寿

近年の研究で、**老化や病気のほとんどに「活性酸素」が関係している**ことが明らかになっています。日本人の健康を脅かす四大疾病とは、「がん、心臓病、脳卒中、糖尿病」です。50歳を超えた中高年の多くが、このいずれかの病気の兆候があったり、症状がないまでも予備群の可能性も高いのです。その四大疾病のいずれにも関係しているのが、活性酸素だったのです。

とくにがんはいまや「2人に1人がかかり、3人に1人は亡くなる時代」といわれ、日本人の死因の第1位で、年間30万人以上の人が亡くなっています。がんを発症する年齢も男性の場合、50歳を境に急激に増え、高齢になるほど高まります。

がんは、正常細胞の遺伝子に傷がつきがん細胞が生まれ、それが増殖を繰り返し、やがては全身をむしばみ死に至る病気です。今日では、**活性酸素が正常細胞のDNA（細胞内**

にあって遺伝に重要な役割を果している遺伝子の本体）を傷つけてしまうために、がんを発症させる原因の１つと考えられています。

がん細胞が生まれたからといっても、すぐにがんを発症するわけではありません。免疫システムによって、日々、発生するがんの芽は摘み取られています。私たちの体内では、毎日３０００～５０００個ものがん細胞が出現しているといわれ、それらのがん細胞を免疫細胞が見張って（「免疫監視」という）、攻撃してがん細胞をやっつけています。

ところが、なかにはこの免疫監視の目をかいくぐってしまうがん細胞があります。それが増殖することでやがて「がん」になるのです。**通常、がん細胞が発生してから、がんに成長するまで20～30年という長い年月がかかる**といわれています。たとえば、50歳でがんを発症した場合、最初のがん細胞ができたのは逆算すると20～30代ということになります。

また、心臓病や脳卒中を引き起こすといわれている**「動脈硬化」も活性酸素が原因**です。動脈硬化は、コレステロールが血管壁に沈着することで血流を妨げ、血栓をつくる病気です。従来は、コレステロールが悪者と思われていました。「悪玉コレステロール」という言葉を聞いたことがあると思います。

コレステロールには、ＬＤＬコレステロールとＨＤＬコレステロールがあり、血管壁にコレステロールを運んでくるLDLを「悪玉コレステロール」、逆に肝臓に持ち帰るHDLを「善玉コレステロール」と呼んで区別していました。ところが、最近になってLDLが増えても動脈硬化はあまり進行せず、実はLDLが活性酸素によって酸化され、酸化LDLになると、血管壁に悪さをすることがわかってきたのです。

動脈硬化が進行すると血栓ができ、その血栓がどこにできたかによって、脳の血管にできれば脳梗塞を、心臓の冠状動脈にできれば心筋梗塞を引き起こしていたのです。ですから、心臓病も脳卒中も活性酸素が原因物質だったのです。

そもそも活性酸素とはなんでしょうか。私たちは酸素がないと生きていけません。酸素は私たちにとって必要不可欠な物質ですが、有害な物質でもあるのです。鉄が錆びてしまうのも酸素の仕業で、ほかの物質と結びついて酸化させる働きがとても強いのです。また、活性酸素となって、細胞やDNA、酵素なども傷つけてしまうのです。

酸素を分子式で表わすと「O_2」と書くことは、学校の理科の授業で習ったことだと思います。ついでに、中学や高校の化学の授業を思い出してください。すべての分子は、原子核とその周りを回っている電子からなるいくつかの原子によって構成されています。その電子が、1つの軌道に2個が対（ペア）になっているのが安定している状態です。

ところが、ペアになっていない電子を持った原子、あるいはペアの電子のうち、もう一方の電子が軌道から飛び出してしまった分子はとても不安定になります。安定を求めてほかの分子から電子を奪ってペアをつくろうとしたり、逆に自分の電子をほかの分子に与えようとします。このような攻撃性の強い、不安定な分子を「フリーラジカル」といい、活性酸素の多くはこれに属します。

活性酸素は、近くにある分子や化学物質に対して攻撃を加えます。攻撃された分子はダメージを受けたり、あるいはそれ自体が不安定なフリーラジカルに変化し、また次の分子を攻撃します。こうした反応が私たちの体内で繰り返されることで、細胞やＤＮＡ、酵素などが傷付けられ、老化やさまざまな病気を引き起こすのです。がんや心臓病、脳卒中だけはなく、**糖尿病、パーキンソン病、さらにはアルツハイマーや認知症なども活性酸素が主要な原因物質**といわれています。

「抗酸化物質」を味方につける！

やっかいなことに、私たちはこの活性酸素と上手に付き合っていく必要があります。というのも、普通の呼吸で消費した酸素の２％は、体内で活性酸素になるといわれているからです。しかも、活性酸素は次のような生活シーンでも発生しているのです。

①スポーツなどで大量の酸素を消費したとき
②放射線や紫外線を浴びたとき
③自動車などの排ガスを吸ったとき
④超音波や電磁波にさらされたとき
⑤タバコを吸ったとき
⑥アルコールを飲んだとき

などです。

また、体外にも発生源があります。たとえば、トイレの脱臭装置のオゾンや殺菌灯、スーパーの魚や肉売り場の殺菌灯、日焼けサロンの太陽灯など、意外に身近に活性酸素を発生させる要因が多くあります。便利で快適な現代の生活のなかでは、活性酸素ができる条件は、ありとあらゆるところにあるといえます。

酸素はいわば仕事はできるけど、性格の悪い上司のようなもの。仕事で部下がミスなどをすると、怒って攻撃的になり一方的に叱りつける。そんな状態が活性酸素です。これに対して、体は当然ながら、活性酸素を無毒化する仕組みを持っています。それが、**各組織**

に存在するSOD（スーパー・オキシド・ディスムターゼ）、カタラーゼ、グルタチオンパーオキシターゼなどの「抗酸化酵素」です。

さらに、ビタミンCやE、カロチンやポリフェノールなどのフィトケミカル、グルタチオンといった「抗酸化物質」が前述の抗酸化酵素と協力して、次々と襲ってくる活性酸素を消去してくれるのです。

ですから、ビタミンCやEをはじめ、フィトケミカルなど抗酸化物質を含んだ野菜や果物などをたくさん摂ることで活性酸素を無毒化できるのです。

そのほか自然免疫力を高めるものとして、プロポリスやクロレラなどが知られています。いずれも強力な「抗酸化力」を有し、放射線にも強い耐性を持っているのです。

抗酸化食品は腸の免疫力アップの強い味方

便利で快適な社会が、大量の活性酸素を発生させているとお話しました。幸いなことに、私たちの体はこの活性酸素から身を守るために、抗酸化酵素を持っています。さらに、この酵素とともに活性酸素を消去する働きを持つ物質が、「抗酸化物質」です。

実は、この抗酸化物質のほとんどは植物性の食品です。**植物のなかに含まれている化合**

物（フィトケミカル）に強力な抗酸化作用があるのです。その多くは、植物の色素や香り、辛みや苦みの成分です。具体的には、色素やアクの成分で、葉や花、茎、樹脂などに含まれているポリフェノール、赤橙黄色といった色素や海藻などに含まれているカロチノイド、ネギ類の香りや大根などの辛み成分であるイオウ化合物、ハーブ類や柑橘類の香りや苦みの成分であるテルペン類、キノコ類に含まれるβ－グルカンなどです。

フィトケミカルとは、「フィト」はギリシャ語で植物、「ケミカル」は化学物質の意味で、野菜や果物が紫外線から身を守るために自らつくりだした化学物質。強い抗酸化力を持っています。私たちが紫外線を浴びると活性酸素が発生して、それが肌細胞にもダメージを与え、弾力性を失わせシミやしわをつくります。ですから、いつまでも若々しくありたいという女性はとくにアンチエイジングのためにも、抗酸化物質をたっぷり含んだ野菜や果物をたくさん食べたほうがいいのです。

また、活性酸素は、免疫系の細胞にもダメージを与えてしまいます。抗酸化力のある食品を摂ると、免疫力も高まるのです。代表的なフィトケミカルと主な効果、さらにどんな食品に多く含まれているのかをひと目でわかるように表にしました。154ページの表を参考にぜひ、毎食のメニューに加えていただきたいと思います。

農薬を除去する下ごしらえ

フィトケミカルの抗酸化作用は、種類によってそれぞれ異なります。そこで、いつも同じ食品を摂るより、さまざまな種類のフィトケミカルを摂ると、健康増進に役立つのです。

フィトケミカルは、大半が野菜や果物の色素成分ですから、彩りよく食卓を飾ると、自然に多種多様なフィトケミカルを摂ることになるのです。私は、〝レインボー野菜〟といっていますが、「1日7色の野菜や果物」を食べることを推奨しています。

たとえば、赤色の代表はトマトやスイカ、橙色はカボチャやみかん、黄色はトウモロコシやレモンなどの柑橘類、緑色はホウレン草やブロッコリー、紫色はナスや紫芋、ブルーベリー、白色は大根や玉ネギ、ニンニク、黒はゴボウやジャガイモといった具合です。

こうしたフィトケミカルは、皮や茎の部分にたくさん含まれています。ところで、皮をむかないと「残留農薬が心配」という人も多いと思います。その場合は、昔から行なわれている**「水にさらす」「冷水に放つ」「酢水につける」「ゆでこぼす」「アクを取る」**などの下ごしらえをきちんとすると、食材から有害物質を減らすことができます。

また、オーガニックの野菜や果物なら、さっと水に洗っただけで、たとえばリンゴのよ

色のついた野菜・果物の抗酸化作用

成分	主な効果	多く含まれる食品
赤 リコピン	がん予防、動脈硬化予防、 紫外線対策、アレルギー対策	トマト、スイカ、金時人参、柿
赤 カプサイシン	がん予防、動脈硬化予防、HDL（善玉）コレステロールの増加	パプリカ、とうがらし、 赤ピーマン
橙 プロビタミンA	がん予防、抗酸化作用、 コレステロール調整	カボチャ、ニンジン、ミカン、 ホウレン草
橙 ゼアキサンチン	加齢による視力低下予防、 がん予防	パパイア、マンゴー、 ブロッコリー、ホウレン草
黄 フラボノイド	抗酸化作用、高血圧予防、 血管壁強化	玉ネギ、ホウレン草、イチョウ葉、 パセリ、レモン、柑橘類
黄 ルテイン	加齢による視力低下予防、がん予防、動脈硬化予防、肺機能の向上	トウモロコシ、ブロッコリー、 マリーゴールド、カボチャ
緑 クロロフィル	がん予防、抗酸化作用、コレステロール調整、消臭・殺菌作用	大麦若葉、ホウレン草、 モロヘイヤ、ブロッコリー
紫 アントシアニン	加齢による視力低下予防、 高血圧予防、肝機能の保護	ブルーベリー、ナス、紫芋、 赤シソ、紫キャベツ
黒 クロロゲン酸	がん予防、血圧調整、 血糖調整、ダイエット効果	ゴボウ、ヤーコン、ジャガイモ、 バナナ、ナシ
黒 カテキン	がん予防、コレステロール調整、 ダイエット効果	緑茶、柿、ワイン
白 イソチオシアネート	がん予防、抗酸化作用、ピロリ菌対策、 コレステロール調整、血液サラサラ効果	キャベツ、ダイコン、ワサビ、ブロッコリー、 菜の花などのアブラナ科の野菜
硫化アリル	がん予防、抗菌効果、抗酸化作用、 高血圧予防、血液サラサラ効果	ネギ、玉ネギ、ニンニク、ニラ

（参考：中村丁次監修『病気にならない魔法の7色野菜』2008年、法研）

うに皮をむかず丸かじりできるので、果物やサラダの食材だけでもオーガニックにしてはいかがでしょうか。

プロポリスは最強の若返り万能薬

高度に発達した文明社会に生きる私たちは、普通に生活しているだけで、活性酸素が体内に大量に生み出され、〝寿命の回数券〟といわれる「テロメア」はどんどん短縮していきます。

テロメアとは、私たちの体の60兆個の細胞それぞれの染色体の末端にある「塩基《えんき》」という物質の1種で、細胞内の染色体がばらばらにほどけて人体に不都合が起きないよう、染色体を守る役割をしています。テロメアは、生まれたときには各細胞内に約1万塩基あります。しかし、毎年平均50塩基ずつ減っていきます。そして約半分の5000塩基になると、細胞がそれ以上分裂できなくなる。つまり死を迎えるのです。5000を50で割ると100になります。つまり人間は、病気や事故などに遭わなければ、誰でも100歳まで生きられるだけの寿命を与えられているのです。

活性酸素による負の連鎖でテロメアを使い切らないように、前項で紹介した抗酸化力の強いフィトケミカルを摂るようにこころがけましょう。

さらに、私は補助的な役割として、活性酸素を抑える働きを持った健康食品を摂るのも効果があると思っています。**活性酸素を抑える天然の成分で、現在のところもっとも強い抗酸化力があるとわかっているのは、プロポリス**です。

プロポリスは、ミツバチがさまざまな植物樹脂と自分の分泌物からつくった物質で、強力な殺菌作用があります。ミツバチはこの天然の抗菌物質を巣づくりなどに使い、巣の内部に病原菌が発生しないようにしているのです。

このプロポリスのなかには、20～30種類ものフラボノイドが含まれています。フラボノイドもフィトケミカルの仲間ですが、植物由来のものよりはるかに強い抗酸化物質であることがわかっています。

最近、このプロポリスの効果について、世界中の研究者たちが調べています。その結果、さまざまな健康効果があることが明らかにされています。とくに、抗がん作用をもたらす多くの物質を含んでいることから、非常に注目される物質となっているのです。

ただ、プロポリスといってもその品質はまちまちです。購入する際は、メーカーやどこの産地のものか、よく吟味しましょう。私のおすすめは、ブラジル産のプロポリスです。

というのも、環境の厳しいアマゾンに生息するミツバチは、病気から自分の身を守るために、強力な抗酸化力のあるプロポリスをつくりだしているといわれているからです。ブラジル産のプロポリスは生産量も多く、最高級品といわれています。

毎食の味噌汁が細胞の老化を防ぐ

東日本大震災に続いて起きた福島の原発事故。それ以来、放射能に日本人ばかりではなく世界中の人々も敏感になっています。なぜ、放射能がこれほど怖いものとして恐れられているのでしょうか。

放射能は被爆の線量が微量なら、むしろ体にはいい働きをします。ラドン温泉には、放射線物質の1つであるラジウムが含まれています。日本にはこのラジウムを含んだ放射能泉が各地にあり、病気を癒してくれる温泉として愛されてきた歴史があります。

ところが、体内で処理できないほど強い放射線を浴びると、活性酸素が大量に増えて細胞が破壊されます。しかも、**放射線被爆では「もらい泣き効果」が起こる**のです。1つの細胞に強力な放射線が当たると、放射線が当たっていない近くの細胞まで同じような反応を示す現象であることは、2章の最後の項目で説明した通りです。

放射線が当たった細胞から大量の活性酸素が放出されると、隣り合っている細胞を壊し、その細胞がまた活性酸素を発生させ、隣の細胞を壊す……というように無限ループに陥るのです。

では、私たち日本人は現在ある被爆の恐怖からどのようにして自分の体を守ったらいいのでしょうか。その答えは、世界で唯一の原爆体験から明らかになったのです。それは広島での原爆後遺症の調査から、**「味噌汁を食べていた人は、後遺症が軽くすんだ」**という報告でした。

実は広島で被爆し、放射能を浴びたのに生き残った人を調べたら、全員が味噌汁を愛飲していました。**味噌汁の酵母が活性酸素を消し、放射能の被害を抑えた**のです。しかも熟成した味噌を使っていた人のほうが傷害が少なかったといいます。

そこで、味噌が本当に放射線傷害を防ぐ効果があるのか、広島大学の伊藤明弘教授らが、マウスで実験をしたのです。マウスに与えるエサで、「味噌エサ」「醤油エサ」「食塩エサ」「普通エサ」の４グループにわけ、それぞれ放射線の影響を調べたのです。その結果、放射線の線量が大きいほど、普通エサと食塩エサのグループのマウスの粘膜細胞は死んでいきました。ところが、味噌エサを食べていたグループは、放射線量が増えても粘膜細胞の死滅率が低かったのです。

それればかりではなく、味噌エサと醤油エサを与えられていたマウスの腸粘膜は、いったん放射線で傷ついても、再生していたのです。また、同教授は放射性物質であるヨウ素やセシウムをマウスに投与し、排出力も調べています。すると、味噌エサのマウスは、放射性物質の排出力にも優れていたことがわかったのです。

このように味噌や醤油には、放射能に負けない体をつくる働きがあります。とくに味噌の**放射線傷害防御作用は、味噌の熟成期間が長くなるにつれて大きくなります。**では、味噌や醤油のなにが有効なのでしょうか。

味噌や醤油は酵母を使ってつくる発酵食品です。**味噌の熟成期間が長いほど、放射線傷害防御作用が高まるのは、発酵菌が大量に増殖しているから**です。この発酵菌に抗酸化力があり、活性酸素を消去していたというわけです。ポイントは、発酵菌が多いほど効果が大きくなったということです。

つまり、大事なのは〝生きた味噌〟という点です。味噌の熟成期間が長いものほど放射線防御作用が高まります。これは、発酵菌が大量に増殖しているためです。これを受けて、1986年のチェルノブイリ原発事故の際には、ヨーロッパへ味噌の輸出が急増したそうです。

なぜ熟成した味噌なのか、もう1つのポイントは**生きた酵母、β-グルカンという成分を多く含んだ酵母が含まれているから**です。酵母にもいろいろな種類がありますが、酵母や細菌、カビなどの細胞壁に存在するβ-グルカンには強力な抗酸化力があり、活性酸素をもっとも抑制し、免疫力を高めてくれます。この抗酸化力によって、放射線や紫外線を受けて発生する活性酸素を無毒化して、自分を守ってきたのです。

私たち人間は、カビ、酵母、細菌のような強力な抗酸化力を備えていません。ですから放射能の害を防ぐ意味でも、毎日、味噌汁を飲むことをおすすめします。熟成した味噌のような抗酸化力の高い食品を食卓に取り入れることによって、恐ろしい活性酸素から身を守ることができるのです。

でも残念ながら、一般に市販されている味噌のほとんどは熟成されていないので、あまり効果は期待できません。棚に陳列する必要から、発酵を止める処置が施されているからです。

「熟成」などと書いてありますが、本当かどうか、よく調べてください。味噌は最低1年間熟成させないと、本当の意味での味噌にならないのです。しかし多くの商品は短期間で売らなければならないし、長期間店頭に置く必要があるので合成保存料などが含まれている場合があります。

こうした味噌ではなく、できれば味噌蔵から直接取り寄せて、発酵が続いている味噌を手に入れましょう。自分の体のことを考えたら、決して〝贅沢〟ではありません。

生きた味噌を毎日食することは、日々体内に発生する活性酸素の害から細胞を守り、あらゆる病を防ぐことにもつながるのです。

腸内細菌、酵母、カビで活性酸素をシャットアウト

活性酸素を1番抑える物質、つまり**「抗酸化力」に富む物質は、前項で説明したように腸内細菌、酵母、カビ**です。この3つが自然界でもっとも抗酸化力が強く、放射能も抑える性質があります。

なぜかというと、この3つを持っている生物だけが、生き残ってきたという証拠があるからです。

地球が誕生したのは46億年前ですが、最初に生物が誕生したのは38億年前のこと。地球が誕生したとき、地上には生物は1匹もいませんでした。宇宙から放射能がたくさん降り

注いでいたから、生物は放射能の少ない深海の底にしか生きられなかったのです。

やがて大気圏が形成され、徐々に放射能が減ってくると、生物は深い海から浅い海に移ってくるようになりました。生命が浅い海に移動してくることができたのは、地球に磁場が形成され、宇宙線の侵入を防ぐことができるようになった27億年前のころです。そして生物が陸上に進出してきたのは、紫外線を防ぐオゾン層が形成された約20億年前、そして多細胞生物が出現したのは約10億年前でした。このように生命の誕生と進化には、宇宙線や紫外線が深く関与していたのです。

それでもいまよりはるかに放射能が強く、そこで生きられるのは、強い活性酸素を抑えられる生物だけでした。それが、細菌、酵母、カビの3つなのです。このとき陸上に発生した細菌や酵母などの原始生命体には、放射線に強い耐性が備わっていました。やはり5億年前地球上に出現した最初の植物「緑藻植物」は、紫外線に耐性のある強い抗酸化力を持っていたのです。

現在生存している生物は、どれも細菌、酵母、菌類などをお腹のなかにいっぱい〝飼って〟います。人間の場合はだいたい1・5から2キログラム。これだけの腸内細菌を飼っています。人体の細胞総数の約60兆個に対して、腸内細菌は1000種類、1000兆個ほどいます。細胞の16倍です。このなかに、免疫力を高め、活性酸素を抑える腸内細菌が集団で生きています。だから放射能を浴びても、これらの腸内細菌が、細胞から発生する活性酸素を抑えてくれるのです。

いま自然免疫力を高めるものとして、腸内細菌、そして酵母、菌類、カビ類などの細胞壁に含まれているβ‐グルカンが知られています。これはすべて放射線に対しても強い抵抗性を持っています。植物に含まれるフィトケミカルも強い抗酸化力を発揮して、結果的には自然免疫力を高めています。

腫瘍壊死因子（TNF）を産出する食品

ＴＮＦ（腫瘍壊死因子）という物質があります。マクロファージが分泌するもので、がん細胞を殺す作用を持っています。

このＴＮＦを増やす食品があります。見つけたのは帝京大学薬学部の山崎正利教授らのグループ。果物、海藻、野菜のなかで、なにがどれくらいマクロファージを活性化して、ＴＮＦをつくるかを調べました。するとバナナやスイカなどの果物、海藻ではマフノリ、ヒジキ、ワカメなど、サラダに使われる海藻類にＴＮＦを誘導する作用が強いことが明らかになりました。**この効果は、抗がん剤のインターフェロンに劣らない**ということです。

もう少し詳しくいうと、野菜ではキャベツやナス、ダイコンなどにマクロファージを活性化する成分が多いことがわかりましたが、緑黄色野菜は必ずしも活性化の度合いが強くなかったそうです。

果物ではバナナやスイカ、パイナップルなどが有効。体力が落ちているときに、てっとり早くバナナを食べたり、夏バテ気味でスイカを食べるのは、マクロファージを活性化するという観点からも理にかなっているのです。

一方、ビタミンＣが豊富でヘルシーなイメージのある柑橘類ですが、意外にマクロファージを活性化する作用が弱いそうです。

また山崎教授らはマウスに数種類の野菜汁を飲ませ、ＴＮＦがどれくらいつくられるかを調べています。その結果、蒸留水を飲ませたマウスを1とすると、キャベツやナス、ダイコンなどの淡色野菜汁を飲ませたマウスは、ＴＮＦの活性が約10倍にもなっていたということです。やはり**野菜ジュースにはがん抑制効果があるし、できるなら淡色野菜汁を飲むのが有効**かもしれません。

「がん細胞」が動き出す食事がある！

２０１３年5月に世界的なトップスターである女優のアンジェリーナ・ジョリーさんが、乳がん予防のために「乳房を切除する手術」を行なって、日本でも大きな話題となりました。報道によると、医師から遺伝子検査によって「乳がんになる可能性の確率が87％」だと診断されたことに加え、母親も乳がんで56歳の若さで亡くなっていることが、手術を受ける決断となったようです。

賛否両論あろうかと思いますが、私は、この手術に対して疑問を感じています。というのも、乳房を切除する手術を行なっても、がんにならないという保証はないのです。実は5％の確率でがんになる可能性も残されているのです。

さらに、ある種の遺伝子ががんを引き起こすことがわかっていますが、その遺伝子を持っていたからといって、必ずしもがんになるわけではないのです。遺伝子的な要素よりも、**がん発症には食生活やストレス、喫煙といった生活習慣を含めた環境的な要因も大きく作用している**からです。

「がんになるから、原因部位を排除してしまえ」というのは、いかにも欧米などの狩猟民族の発想だと思えるのです。むしろ、私は日々生まれている体内のがん細胞が喜ぶ環境にしないことが重要だと思っています。

がんが喜ぶ環境とは、どういう環境でしょうか。がん細胞は、古代の環境で生き延びてきた細胞であり、「解糖エンジン」のもとで優位に働きます。解糖エンジンは、高糖質・低体温・低酸素の3つの条件が揃うと、元気になります。ですから、がん予防には、糖質の豊富な炭水化物などの食品を控え、解糖エンジンの働きを抑えることです。

また、解糖エンジンの働きを抑えることで、活性酸素の発生を減らすことができるのです。確かに活性酸素は老化やあらゆる病気を引き起こす悪者ですが、唯一、体に対していいこともしているのです。それは、体内に病原体などの異物が侵入してくると、免疫システムが働きこの異物をやっつけますが、同時に活性酸素が大量に放出され、その強力な酸化力で異物をやっつけるのにひと役買っているのです。

一概に活性酸素＝悪者ではないのです。しかし、多すぎる活性酸素は、前述のように細胞やＤＮＡを傷つけてしまいます。ですから、生活や食事の工夫によって、ムダな活性酸素の発生を抑えたり、発生した活性酸素を速やかに消去する必要があります。

その**生活改善の1つであり、最大の効力を発揮する対策が、「50歳からは解糖エンジンを活性化させないこと」**なのです

50歳を過ぎても、1日3食、ご飯やパン、うどんなどの炭水化物たっぷりの主食を摂り、解糖エンジンを常にフル回転させていると、活性酸素を大量に発生させることになります。毎食白いご飯を食べることは、日本人として当たり前の食習慣ですが、それが「がんの発症」の確率を高めているとしたら、大きな問題といえます。

「トランス脂肪酸」が脳にダメージを与える

動物性脂肪に多く含まれる「飽和脂肪酸」は食物アレルギーの原因になります。この考え方が一般に浸透したせいか、最近では動物性のバターより、植物性のマーガリンのほうが体にいいと思っている人が増えているようです。

ところが、これが大きな間違いなのです。マーガリンには、トランス脂肪酸と呼ばれる自然界に存在しない脂肪酸が多く含まれています。トランス脂肪酸とは、水素添加した植物油を扱う過程で人工的に生成される副産物で、がんや動脈硬化、免疫機能、認知症、不妊、アレルギー、アトピーなどへの悪影響が数多く報告されたことから、今日、欧米を中心に諸外国では厳しく制限・管理（使用禁止や含有量表示）されるようになっています。

ところが、日本では通常の食生活においてトランス脂肪酸の摂取過剰によるリスクを心配する必要はないということで、野放しになっているのです。

話をわかりやすくするために、「脂肪」について説明します。これは大きく分けて動物性食品に多く含まれている「飽和脂肪酸」と、それ以外の「不飽和脂肪酸」の２つに分かれています。

そして、その不飽和脂肪酸はさらにオメガ3系とオメガ6系の2つに分かれます。オメガ3系の代表が、αリノレン酸や青魚に多く含まれるEPA（エイコサペンタエン酸）／DHA（ドコサヘキサエン酸）、オメガ6系には、コーン油やゴマ油などの植物油の主成分であるリノール酸やアラキドン酸があります。

本来、多価不飽和脂肪酸の豊富な植物油は、常温では液体であり、酸化しやすく傷みやすいのです。そこで、水素添加という方法で、植物油を常温でも固形を保ち、腐りにくい状態にしたのが、マーガリンやショートニングです。その製造過程で水素を添加すると、飽和脂肪酸によく似ているものの、分子構造のいびつな脂肪酸が出来上がります。これがトランス脂肪酸の正体です。

実は、脂肪を研究している学者の間では、油に水素を添加することを**「オイルをプラスチック化する」**といっているそうです。トランス脂肪酸は自然界には存在せず、分解されにくいからです。

事実、トランス脂肪酸が体内に入ると、分解や代謝に大量のエネルギーと時間、ミネラルやビタミンが消耗されます。同時に、活性酸素も発生して、細胞の寿命を決めているといわれている「テロメア」は短縮するのです。

このトランス脂肪酸は、心臓病や糖尿病の発生にも深く関与していることがわかっていますが、**とくにトランス脂肪酸の害を受けるのは、脳**だと考えられています。それは、脳の約60％が、脂質でできているためです。

イギリスのオックスフォード大学のピュリ医師らは、トランス脂肪酸が脳の活動に必要な酵素を壊し、注意欠陥障害（ＡＤＤ）や注意欠陥多動性障害（ＡＤＨＤ）などを引き起こす要因になると警鐘を鳴らしています。

また、アメリカ神経学会の学会誌に発表された論文には、シカゴ郊外の65歳以上の住民２５６０人を長期間追跡調査をした結果、トランス酸脂肪を多く摂っている高齢者は、認知症になりやすいと報告しています。

脳を構成する脂質には多価不飽和脂肪酸が欠かせません。しかし、魚をあまり食べない人はオメガ3系の脂肪酸が不足しているため、トランス脂肪酸が脳の構成材料に使われてしまいます。結果、細胞膜が不安定になり、脳の伝達機能は衰えていく可能性が高まるのです。

脳や体を健康に保つためには、トランス酸脂肪を含むマーガリンやショートニングは避け、**血液をサラサラにし、動脈硬化や認知症などを予防するといわれているＥＰＡ／ＤＨ**

気をつけたい油と摂取したい油

種類		含有量の多い油や食品
気をつけたい油脂	飽和脂肪酸	**パルチミン酸** パーム油、豚脂、牛脂、牛肩ロース脂身、豚肩肉脂身、バター、マーガリン（ハード）、ショートニング、綿実油、米ぬか油、落花生油、コーン油、大豆油、オリーブ油、ゴマ油、ヤシ油、ミルクチョコレート ※アレルギーなどの病気にはよくない種類の油
	一価不飽和脂肪酸	**オレイン酸** オリーブ油など ※この種類の油は、アレルギーなどの病気に対してはよい作用も悪い作用もしないが、摂取しすぎると肥満になる
	多価不飽和脂肪酸〈オメガ6系〉	**リノール酸** ベニバナ油、ひまわり油、綿実油、大豆油、コーン油、ゴマ油、落花生油、米ぬか油、菜種油、マーガリン（ソフト）、クルミ、煎りゴマ、ピスタチオ、ナッツ、落花生、アーモンド、練り豆腐
おすすめ油脂	多価不飽和脂肪酸〈オメガ3系〉	**α-リノレン酸** しそ油、えごま油、亜麻仁油、海藻類
		DHA（ドコサヘキサエン酸） マダイ、マグロ、ブリ、サバ、ハマチ、ハモ、ウナギ、サンマ、サワラ、イワシ、サケ、アジなど
		EPA（エイコサペンタエン酸） マダイ、マグロ、ハマチ、イワシ、ブリ、サバ、ウナギ、サンマ、ハモ、サケ、サワラなど

※食品名は、それぞれの油脂が含まれている割合が高い順。

Aを積極的に摂るようにしたいものです。ちなみに、EPA/DHAを多く含む青魚には、イワシ、サバ、マグロ、サンマなどがあります。とくにDHAは魚の脂に含まれる成分なので、脂がのった旬の魚を食べるのがベストです。

「硬水」こそ不老のクスリ

ある母親が子どもに、「学校の水道水を飲んでも大丈夫?」と訊かれたそうです。東京都などは市販のミネラルウォーターより水道水のほうがオイシイと豪語しているようですが、いまや都市部に住んでいる大半の人は、市販のミネラルウォーターを買って飲んでいるのではないでしょうか。それが今日では日常化し、子どもは自宅でいつもミネラルウォーターを飲んでいたために、学校の水道水は飲めるのかと悩んだのでしょう。

しかし、せっかくお金を出してミネラルウォーターを飲んでいるなら、「硬水」をおすすめします。

というのも、私は世界の約70か国を訪れ、世界各地の飲料水について調査・研究してきました。その調査旅行で最も印象に残っているのが、ヒマラヤ山脈の高原地帯に暮らすフンザ族や、南米の奥深い高原地帯に暮らすビルカバンバ族でした。

そこには、なんと100歳を超える「百寿者」が大勢暮らしていたのです。私は、彼らの長寿の秘訣を知りたくて、さっそく聞き取り調査を始めました。すると、誰もが開口一番にあげたのが、「水」でした。驚くことに、彼らは長生きの秘訣は、毎日飲んでいる水にあることを体験的に知っていたのです。

詳しく調べてみると、標高2000m以上の山から流れる谷川の水には、カルシウムやマグネシウム、鉄、銅、フッ素といったミネラル含有量の多い「硬度の高い水」だったのです。とくに私が注目したのは、**カルシウムの豊富さ**です。

カルシウムは、骨や歯をつくるだけではなく、血液の凝固や筋肉の収縮を促し、酸素を活性化させ、心臓が正常に動くように支えるなど、私たちの生命活動に直結する働きをしています。つまり、カルシウムは生命を維持するのに不可欠な存在で、そのためにカルシウムの量は体内で厳重に管理されています。

量が減ると、体は血液中のカルシウムを一定に保つために、副甲状腺ホルモンを出します。いわばこのホルモンは、カルシウムの補給を求めるSOSのシグナルのようなもの。すると、骨などのカルシウムが血中に溶け出し、不足分が補われる仕組みになっています。

ところが、SOSのシグナルが1度発せられると、すぐにはとまらずに、必要以上のカルシウムが血液中に溶け出してしまうのです。その余分なカルシウムが血管壁に付着すると、血管壁の弾力が失われ、動脈硬化を引き起こすのです。活性酸素も動脈硬化を引き起こすと前にいいましたが、過剰なカルシウムも動脈硬化の原因となるのです。

この**「カルシウムが減ると、カルシウムが過剰になる」という矛盾した現象は、「カルシウムパラドックス」と呼ばれています。**実は、体内にあるカルシウムのうち、わずか約1％が筋肉や神経、体液中に存在しているに過ぎませんが、その約1％のカルシウムを減らすと、カルシウムパラドックスを招いてしまう危険なことなのです。

一般に「水」には、「硬水」と「軟水」があります。水1リットル中に溶けているカルシウムとマグネシウムの量を測定し、硬度が120ミリグラム以上を硬水、それ以下を軟水と規定しています。日本の水はほとんどが軟水です。

天然水に含まれるカルシウムは、粒子が細かくイオン化されており、体内への吸収率はほぼ100％。ですから、軟水ではなく硬水を日常的に飲むことは、動脈硬化、ひいては心臓病や心筋梗塞の予防にもなるのです。

ただし、硬水のカルシウムは腎臓障害、胃を切った人などには刺激が強いので、こんな人は軟水がおすすめです。

ちなみに、疲れやすい人や冷え症の人は、炭酸水を飲むといいでしょう。炭酸水は硬水、軟水にかかわらず炭酸が含まれている水で、ペリエが代表的です。私たちが「疲れたなあ」と感じるときは、体内に疲労物質である乳酸が生じますが、炭酸水に含まれる重炭酸イオンには、この乳酸を中和させる作用があります。肩こりを緩和する働きもあります。

ただし、炭酸水は毎日飲まないようにしてください。体を酸性に傾かせて新陳代謝を悪くし、かえって疲れやすくなってしまいます。炭酸と聞くとコーラなどの清涼飲料水を連想しがちですが、糖分が含まれている人工の飲料水はダメ。天然の炭酸水でないと意味がありません。

私は夜、**寝る前に飲むコップ１杯の水を「宝水《たからみず》」**と呼んでいます。人間は寝ている間に体内から水分を放出するので、朝方には血液がドロドロになっています。脳梗塞や心筋梗塞が朝方に発症しやすいのは、このためなのです。ですから、寝る前の宝水で、その危険が薄れるというわけです。

高齢の方は、「寝る前に飲むとおしっこが近くなるから」と、夜間に水を飲むのを控える傾向がありますが、脳梗塞や心筋梗塞のリスクを減らすためにも、ぜひ、寝る前にコップ１杯の水を飲むことを習慣にしていただきたいと思います。

そして、朝起きたらまたコップ1杯の水を飲む。すると濃くなった血液が中和されるうえに、胃が刺激されて食欲もわいてきます。ただし、水道水は避けてください。実は、水道水は分子構造が壊れた「死んだ水」なのです。

水は全身に吸収される生命の源です。それだけに「生きた水」を飲むことが大事です。私は、起症時にはアルカリ性軟水をコップ1杯、日中はカルシウムやマグネシウムの多い硬水を、喉の渇きに応じて少しずつ飲み、そして就寝前には朝と同じ軟水を飲んでいます。

ちなみに、私が愛飲している水をあげると、アルカリ性軟水は「仙人秘水」、硬水は「エビアン」「命のみず」「マグナ１８００」など。これらは水が壊れていないし、ミネラルも豊富です。

では、**1日にどれぐらいの量を飲めばいいのかというと、約1リットル。**人間の体は約60％が水です。体重70キロなら、約40キロの水分を体内に抱えていることになります。そのうち、毎日2・5リットルもの水分が汗や尿などとして体外に排出されています。生きるためには、それを補給しなければなりません。まず食べ物から1リットル吸収されます。また、たんぱく質や炭水化物、脂肪の燃焼で0・5リットルの水が生まれます。ですから、飲み水で補給するのは、約1リットルでいいということになります。

ただし、一時的にたくさんの量を飲むのは避けてください。だいたいコップ半分～1杯分を数回に分けて摂取するようにしましょう。

ストレスに負けない生活術

こころの健康を守るお酒との付き合い方

サラリーマンのストレス解消法といえば、お酒です。仕事仲間と一緒に「飲《の》ミニケーション」を図ることで、仕事のうさを晴らし、人間関係もよくなるというわけです。酒は「百薬の長」ともいわれ、飲み方次第では功にも罪にもなることは、飲み過ぎて二日酔いの経験をお持ちの方なら、よくご存知だと思います。

お酒がまったく飲めない人もいます。酒に強い、弱いはアルコール分解酵素を持っているか、持っていないかの差です。これは親からの遺伝で決まります。両親から1つずつ飲める酵素を受け取った人は、十分にアルコールを分解できる人です。逆に、両親からまったく酵素を受け継がなかった人は、酒を1滴も飲めない、いわゆる「下戸《げこ》」になります。こういう人は、**お付き合いだからといってムリして飲むとストレスが溜まります。**

また、ビール1杯飲んだだけで、顔が真っ赤になってしまう人もいます。このタイプは、どちらかの親から1つの酵素を受け継いだ人です。こういう人もムリしないで、自分が飲みたいときに限って飲むようにするか、ノンアルコールタイプを飲むようにするといいでしょう。付き合い上、酒を飲まなければいけないからと、顔を真っ赤にして飲んでいると、免疫力が落ち、がんにもなりやすくなります。

さて、**お酒が飲める人は、飲まないよりも飲んだほうが免疫力は上がります。**お酒を飲むことが楽しい人には、休肝日は必要ありません。かえってお酒を飲まないほうがストレスになるからです。

ただし、お酒の飲み方には、2つの条件があります。1つは、気の合う人と楽しく飲むことです。お酒を飲める人でも、苦手な人と飲むと免疫力が下がります。私も飲める口で、よく飲みにも誘われます。でも、嫌いな相手とは「仕事が忙しい」とか適当ない い訳をつくって断っています。そうすることが、自分の免疫のためだからです。

ただし、お酒の量が問題。これがもう1つの条件。私の標語は「酒と女は2合（号）まで」です（笑）。2合までが免疫力を上げる適量で、2合を過ぎると、免疫は途端に下がってしまいます。「もう少し」「あと1杯」などと調子に乗って飲んでいると、テロメアの短縮を早めることになります。いくらアルコールに強いと自信があっても、飲み過ぎれば命を縮めることになります。飲み過ぎは絶対によくありません。

嫌な相手とは食事をするな！

活性酸素を生む原因はいろいろありますが、現代ではストレスの影響が大きいと思います。ストレスは大量の活性酸素を発生させるので、ストレスを発散して活性酸素を抑えれば、腸内細菌もハッピーだと思います。

ところで、よく「効果的なストレス解消法……」という話が出ます。すぐに解消できる「これ」といった方法はありませんが、**大事なのは、なにがあっても〝いいほう〟に考えることです**。

たとえば上司にひどく怒られても、「これは自分が成長するために必要なんだ」と考えれば、ストレスがあまりかからずにすみます。前向きに考えるというのも、ストレス解消法の1つです。

でも私はそれが下手なので、自分で決めたことがあります。それは「**嫌な人とは絶対に食事をしない**」ということ。ときとして相手に嫌われますが、いやな思いをするくらいなら、そういう人と付き合わないほうがいいと、決めています。

お酒やタバコも、有効なストレス解消法です。もちろん害も否定できませんが、無理にお酒やタバコをやめてストレスを感じるくらいなら、ほどほどに楽しんだほうがいいと思うのです。

ただし、やけ食いや甘いもの、ジャンクフードに走るのはやめてください。とくに女性の場合、ストレスが溜まるとやけ食いをしたり、甘いものを食べたりしがちですが、実は腸は、これをほしがっていないのです。

脳ができたのはごく最近のことなので、生物の生体メカニズムの上で、脳が必ずしも正しいことをするとは限らないのです。

ストレスがかかると、脳の快楽系が「欲しい」と感じてしまい、やけ食いに走らせます。でも脳の指令のままに食べると、健康を害します。ストレス解消に甘いものを食べるのは、脳の快楽系が欲しがっているだけで、「百害あって一利なし」と自覚すること。たとえばポテトチップスなどは、少しつまむとやめられなくなります。これは〝脳に負けてしまっている〟ということで、これでストレスが解消されるわけではありません。

とはいえ、脳の快楽系も少し満足させてやらなければ不満はたまる一方でしょうから、少しだけ満足したら、「これは体に悪い」と自覚して、早めにやめることです。

多くのジャンクフードには、脳の快楽系を刺激する物質が含まれています。だから1度食べるとやめられない。しかも、何度も食べているうちに病み付きになり、大人になっても「ああ、食べたいなあ」と、習慣性になってしまうのです。

スーパーやコンビニに並べられている揚げものも同じです。脳の快楽系が「これを食べろ」と命令しているのです。でも、「これはよくない」と自覚すれば、だんだんと口にしなくなるでしょう。実際に、これらをやめて、ブツブツだった肌がきれいになった人もいます。精神的に不安定な状態が改善された人もいます。

免疫力を高める生活習慣

この章の最後に、免疫力を高める生活習慣について、まとめてみましょう。

①**腸内細菌のエサである野菜類や豆類、穀類など、手づくりの食品を摂る。**免疫力をつくってくれる腸内細菌も、エサがなければ働けません。

②**現代文明社会の〝必要悪〟である活性酸素を消す工夫をする。**これには色のついた野菜や果物を十分摂ると効果があります。

③**保存料や抗生物質など食品添加物が含まれた食品を極力口にしない。**腸内細菌の天敵は

できるだけ避け、腸環境を整えましょう。

④こころの持ち方を常に前向きに。免疫力は腸内細菌が70％、残り約30％はこころが決定するのですから、免疫力アップはよく笑って、楽しい生活をおくることに尽きます。

⑤自律神経の働きを整える。自律神経のうち、副交感神経が優位になると、リンパ球が増えて免疫力が高まります。いつも笑顔をこころがけることです。笑顔でいれば心身もリフレッシュされ、ストレスも発散しやすくなります。メリハリのある規則正しい生活を送り、よく笑い、よく眠り、そしてクヨクヨしないこと。

でもこれも程度問題。あまり副交感神経が優位になりすぎると体の緊張状態が失なわれ、免疫反応に支障をきたすので注意してください。

⑥細菌類やカビ類、酵母類などの微生物と付き合う。すると免疫力が高まることはすでに述べた通りです。

⑦抗生物質や殺菌剤を必要以上に使わない。必要以上に抗菌グッズを使わないでください。潔癖になり過ぎない生活が、免疫力を高めるために必要なのです。

１度にすべてクリアしようと思わず、できるところから実践してみてください。

第5章

血液型から総合診断、あなたの「腸内健康法」

血液型によってかかりやすい病気が異なる

血液型性格判断は本当に〝エセ科学〟？

血液型によって、生まれながらの免疫力が違うといったら、多くの人は、「えっ？」と驚き、「性格が違うのはわかるけど、免疫に差があるのはどうして？」と疑問を感じるかもしれません。

日本人は血液型による性格判断の話が大好きです。けれども、「人の性格が、血液型を決めるたった1種類の遺伝子で決まるはずがない」と、多くの科学者は否定的です。いわく、「血液型は血液中のたんぱく質によるものであって、性格とはなんら関係ない。血液型性格論は〝えせ科学〟である」と決めつけ、私の主張に耳を貸そうとはしません。

しかし、多くの学者たちは、ヒトの血液型を決める「血液型物質」というものがどのようなもので、どのようにして生まれてきたのかをまったく知らないようです。そもそも**ABO式血液型は、赤血球を覆っている「糖鎖《とうさ》」と呼ばれる物質の構造の違い**によって、A

型、Ｂ型、Ｏ型、ＡＢ型の４つのタイプに分けられたものです。

糖鎖とは、たんぱく質や脂肪と結合して細胞の表面に付着している物質。わかりやすくいうと、細胞を覆っている服のようなもので、構成する糖が１つ違うだけで、細胞の性質も異なってきます。つまり、私たちがどんな服装をするかで、その人の個性が現れますが、それと同じようにどのような構造を持った糖鎖が表面に付着するかで、細胞も個性的になるというわけです。

この糖鎖は生き物や個体、あるいは臓器ごとに異なる構造をしており、最近の研究によってさまざまな機能を果たしていることがわかってきました。たとえば、分解酵素や熱などによる破壊から細胞を保護したり、体内で必要な物質を各組織や器官に届ける際の目印になるといった具合です。

また、細菌やウイルスなどは、糖鎖にとりついて細胞内に侵入して感染させることがわかってきました。つまり、病原体は糖鎖を標的として細胞を攻撃していたのです。もちろん、病原体の種類によっては好みの糖鎖があり、その糖鎖に覆われた細胞が攻撃を受けることになるのです。たとえば、インフルエンザウイルスが人や鳥などに感染するのも、この両者に共通の糖鎖があるからです。また風邪などは鼻や喉が真っ先にやられますが、これも糖鎖の種類によって感染しやすい器官が異なるためです。

このようにさまざまな種類と働きのある糖鎖の大きな役割の1つが、私たちの血液型を決めることだったのです。しかも、糖鎖は人間ばかりではなく、他の動物や細菌まで持っている基本的な物質なのです。このような**糖鎖で覆われた血液細胞の赤血球が常に全身を駆け巡っているわけですから、免疫にも大きな影響を与える**と考えるのは自然なことではないかと思うのです。これが本当に〝えせ科学〟でしょうか？

糖鎖＝血液型物質ですから、**私たち人間は生まれながらにして血液型によって、かかりやすい病気とかかりにくい病気があ**るのも、納得できることではないでしょうか。

この血液型物質は、遥か太古から地球上の生命とともに存在してきた物質。最初に血液から発見されたためにそう命名されただけで、実際は血液などの体液はもとより、臓器や筋肉、爪、歯、骨に至るまで全身にいきわたっているのです。

体内の血液型物質の分布を見ると、実にさまざまな器官に存在していますが、とくに胃や腸には血液よりずっと大量に存在しているのです。私は、腸内細菌が持つA型物質やB型物質が、人間の体内に潜り込むことで遺伝子移入が起こり、それによって血液型も決められたと考えています。つまり、血液型のルーツは細菌だったというわけです。

「腸は第2の脳」と呼ばれるほど、脳と密接なつながりを持っていることを考えると、血液型は体質や性格にも影響を与えていると考えるほうが妥当なのです。最近では、血液型物質と適合する食品の研究も始まっています。この研究が進めば、それぞれの体質に合った食事や薬、病気の治療法が生みだされるという期待が高まっています。

血液型のルーツは腸内細菌にあった

私たちの腸のなかには、１０００種類、１０００兆個もの腸内細菌がいて、それぞれの細菌がA型物質やB型物質を持っています。たとえば、腸内細菌の代表格である大腸菌族の細菌類でも、その種類によって、O型物質を持つもの、A型物質やB型物質を持つものに分かれています。そして、私たちの体は、これらの細菌に対して「抗体」を持つようになったのです。

抗体とは、異物をやっつけるために免疫システムの中核であるリンパ球がつくりだす免疫物質のことです。血液の液体成分である血清中に存在し、A型物質を持っている細菌には「抗A抗体」を、B型物質を持っている細菌には「抗B抗体」をそれぞれつくりだしていたのです。

ところが、赤血球表面にA型物質やB型物質を持つようになると、困ったことが起こりました。つまり、血液型物質と、腸内細菌がつくりだす血清中の抗体との間で「抗原抗体反応」が起こったのです。自分の赤血球表面にある血液型物質を、自分の持つ「抗体」で攻撃するようになったのです。

これは、体にとって非常に都合が悪いことです。そこで免疫反応から自己を守るために、自分の血液型物質への抗体はつくらないようになりました。そして、赤血球の表面にA型物質を持つ人は「抗B抗体」を、B型物質を持つ人は「抗A抗体」を、AとBの両方の物質を持たない人は抗A抗体と抗B抗体つくるようになったのです。さらにAとBの両方の物質を持つ人は、抗A抗体も抗B抗体もつくらなくなったのです。

このようにして、**A型の人は血清中に「抗B抗体」を、B型の人は「抗A抗体」を、O型の人は、「抗A抗体」と「抗B抗体」の両方を持つようになり、AB型の人は「抗A」と「抗B」のどちらの抗体も持たなくなった**というわけです。

血液型の変遷

現在の人類である「ホモ・サピエンス」が誕生したとき（紀元前3万年）、**血液型はす**

べて０型だったといわれています。彼らは肉食を中心とする狩猟民族でした。その後、農耕民族が誕生（紀元前２万５０００〜１万５０００年）し、穀物を栽培し、定住生活をするようになって食習慣が変わりました。すると、腸内細菌類も穀物や農作物の消化に適したものが登場するようになったのです。そんな腸内細菌にＡ型物質を持っている細菌がいて、偶然、その細菌の遺伝子が体内に潜り込み遺伝子移入を起こした結果、農耕民族のなかにＡ型の血液型が誕生したのです。

Ｂ型の血液型は、家畜の肉と乳製品を食料としていた遊牧民から現れました（紀元前１万年）。腸内細菌も乳製品を分解するのに適したものに変わり、その腸内細菌の一部が遺伝子移入したのです。

ＡＢ型の血液型が現れたのは、比較的新しく１０００〜１２００年前です。これは恐らく、東方の騎馬民族が東から西へ侵略を続けるなかで、Ａ型の人とＢ型の人で混血が起こり、ＡＢ型が誕生したと考えられます。

ここまでの話を整理すると、**当初、人類の血液型はすべて０型だったものが、農耕民族の一部からＡ型が、遊牧民の一部からＢ型が生まれました。さらに、彼らの混血によってＡＢ型が誕生した**というわけです。

人類の誕生と血液型の発生

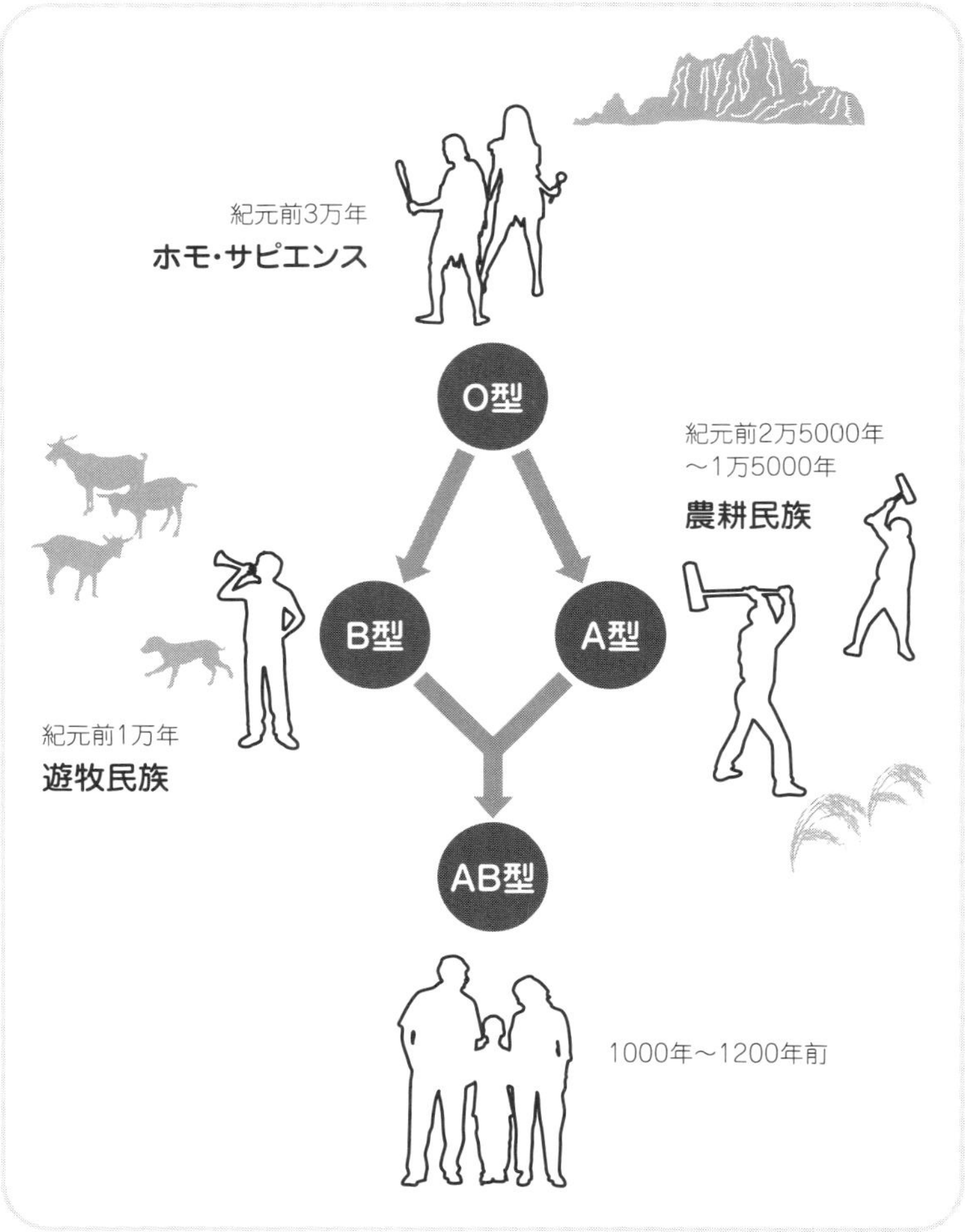

血液型誕生の歴史をひも解くと、それぞれの血液型が私たち人類の基本的な性格形成に影響を与えていたことがわかります。つまり、Ｏ型は自ら獲物を捕まえにいく冒険心と積極性を持った「狩猟民族型」、Ａ型は安定を好み仲間との協調を重視する「農耕民族型」、Ｂ型は同じ場所に定住することなく自由気ままな暮らしを好む「遊牧民型」、ＡＢ型はＡ型とＢ型というタイプの異なった２つの性格がミックスされることで複雑な性格を持った「ハイブリッド型」といえるのではないでしょうか。

血液型によって「こころの免疫力」に差がある

血液型によって性格が異なるということは、ストレスの感じ方や耐性も異なっていることを意味しています。一般には、体に備わっている基本性能ともいうべき免疫力が高ければ、ストレスにも強く、うつや病気になりにくいといえます。

では、本当に血液型によって免疫力に差があるのでしょうか。その証拠となるのが、抗体をつくりだしているリンパ球の数の差です。リンパ球の数が多ければ、それだけ抗体を生みだす能力が高く、病原体をやっつけることでき、がんや感染症などの病気はもちろん、ストレスにも強くうつにもなりにくいということになります。

人間ドックを受けた5000人の血液を分析した結果、明らかにリンパ球の数に差があることがわかったのです。人間ドックに集められた成人の血液に含まれる**リンパ球の数を調べると、O型がもっとも多く、次いでB型、A型と続き、もっとも少ないのがAB型**でした。ちなみに、全白血球中のリンパ球の割合は、O型が39％、B型が37％、A型が36％、AB型が34％でした。

このことから、免疫力がもっとも強いのが、O型、次いでB型、A型と続き、最も弱いのがAB型ということになります。つまり、免疫力はO型、B型、A型、AB型の順に強いというわけです。

なぜ、血液型によって免疫力に差が生まれたのでしょうか。O型の人は、血清中に抗A抗体と抗B抗体という2種類の抗体を絶えずつくっています。血液型物質に対する抗体をつくる能力は、免疫細胞がつくりだす全抗体能力の5％を占めているともいわれていますから、絶えず2種類の抗体をつくるということは、それだけ免疫力が活性化されていることになります。

逆にAB型の血清中には、この2つの抗体がありませんから、他の血液型に比べてもっとも低いというわけです。

では、同じように1種類の抗体を持つA型（抗B抗体を持つ）とB型（抗A抗体を持つ）では、B型の免疫力が高いのはどうしてかというと、糖鎖を構成しているたんぱく質と糖の量（「抗原量」という）に差があるからです。A型の糖鎖の抗原量のほうが、B型の糖鎖のそれより多いのです。そのために、抗体をつくる能力は、抗A抗体のほうが抗B抗体より大きくなるのです。抗A抗体を持っているのはB型ですから、A型よりB型のほうが免疫力は強いということになります。

血液型別「体に合う食べ物・合わない食べ物」

血液型物質は、ほかの生き物にも含まれていると前述しましたが、これは、私たちが日頃食べている食品にも含まれています。たとえば、牛肉にはA型物質とB型物質の両方、豚肉にはA型物質のみ、羊やクジラの肉にはB型物質のみが含まれています。

また、植物にも血液型物質を含んでいるものがあります。O型物質を含んでいるのは、ダイコン、ゴボウ、ハクサイ、キャベツ、ナシ、リンゴ、サトイモ、シイタケなど。A型物質は、ミズキ、ツバキ、ブナなどの植物ですが、あまり食用にはしていません。また、AB型物質は、スモモ、ソバ、コンブなどが持っています。

基本的に私たちの体は、口から入った食べ物に対して、免疫細胞は攻撃しないような仕組みになっています。これを「免疫寛容」といいます。この免疫寛容に異常をきたし、本来は異物とはみなさない食べ物に対して攻撃をしかけてしまうのが、食物アレルギーです。

3章で詳しく話しましたが、最近、この食物アレルギーの人が増えています。たとえば、「卵アレルギー」や「ソバアレルギー」「小麦アレルギー」などです。本来なら免疫寛容によってこれらの食べ物に対して攻撃をしないはずが、免疫細胞が敵とみなして「抗原抗体反応」を起こしてしまうのです。なぜ、体がこのような誤反応を起こしてしまうのでしょうか。私は最近の日本人が食べ物を十分消化できなくなったからだと思っています。

なんらかの理由で、卵などのある特定のたんぱく質を十分に分解できず、アミノ酸の前の状態であるペプチドで体内に入ってしまうと、それに対して「抗体」ができてしまい、「抗原抗体反応」が起こるのです。その結果、アレルギーの症状となって現れます。

実は、これと同じようなことが、現代の日本人に多く起こっているのではないかと思っています。ですから、血液型がB型の人がA型物質を含む豚肉を食べると、「抗原抗体反応」を引き起こすこともあり得るのです。

ということは、**血液型によって相性のいい食べ物と悪い食べ物がある**ということになり

血液型別「体に合う食べ物・合わない食べ物」

	体に合う食べ物	体に合わない食べ物
O型	貝類、ゴボウ、キャベツ、カブ、リンゴ、サトイモ、シイタケ	牛肉、馬肉
A型	豚肉、ナマズ、ウナギ	マトン（羊肉）、クジラ、ハマグリ
B型	マトン、クジラ、ハマグリ	豚肉、ナマズ、ウナギ
AB型	牛肉、馬肉、コンブ、ソバ、ブドウ	とくになし

ます。そこで私は、血液型別にどんな食べ物が体に合うか合わないかを分類してみました。A型の人は、抗B抗体を持っているので、B型物質を持っている食べ物とは合わない。逆に、B型の人は、抗A抗体を持っているので、A型物質を持っている食べ物とは合わないということです。その結果は、表の通りです。

血液型から見て、体に合わない食べ物を食べていると、食物アレルギーのような症状が出てくる可能性があるわけです。あるいは、そのような症状が出ない場合でも、体に合わない食べ物を食べ続けていると、体力を消耗し、結果、免疫力が低下してしまうと考えられます。

ですから、**「相性のいい食べ物、悪い食べ物」を知ることは、体を健康に保ち、「こころの免疫力」を高めるためにとても重要**になります。また、前に述べたように、病原体は、糖鎖を標的に攻撃してきますから、病原体によっては攻撃しやすい血液型としにくい血液型があります。つまり、血液型によってかかりやすい病気があるので要注意です。では、血液型別に具体的にどんな弱点があり、どんな生活をおくればいいのかを見ていきましょう。

血液型別免疫力アップ生活術

Ｏ型人間の免疫力アップ生活術

Ｏ型の人は、抗Ａ抗体と抗Ｂ抗体の両方を持っているために免疫力が高く、さまざまな病気に強いのが特徴です。アメリカの人類学者カバリ・スフォルザ教授らが１９９４年に出版した『The History and Geography of Human Genes』によると、Ｏ型の人は、梅毒と結核に対して、かかりにくく、重症化しにくいと指摘しています。また、病気と血液型との相関についてまとめられた『人類遺伝学』（フォーゲル、モトルスキー著・安田徳一訳・朝倉書店）によると、結核に関しては、Ｏ型に対してＢ型は10％、Ａ型は５％程度、それぞれ感染率が高いそうです。

逆にＯ型の人が弱いのが、コレラ、サルモネラ菌や病原性大腸菌による食中毒、インフルエンザなど。『人類遺伝学』によれば、**Ｏ型の人はがんになりにくく、胃潰瘍や十二指腸潰瘍になりやすく、逆に糖尿病や心筋梗塞といった生活習慣病になりにくい**ようです。

ですから、O型の人は、コレラや食中毒に注意が必要です。これは食べ物や飲料水から感染することが多いので、くれぐれも賞味期限が切れていたり、傷んでいる食べ物を食べないようにしたいもの。

狩猟民族を祖先に持つO型の人は、肉類からたんぱく質を摂るのがおすすめです。また、197ページの表のように、O型の人は、牛肉や馬肉は合わないので、豚肉を積極的に食べるようにするといいでしょう。このほかにO型に合う食べ物としては、貝類、ゴボウ、キャベツ、カブ、リンゴ、サトイモ、シイタケなどがあります。これら体に合う食べ物をたっぷり摂ることで、免疫力をさらに強化することができるのです。

A型人間の免疫力アップ生活術

農耕民族である日本人にもっとも多い血液型が、A型です。この血液型の人は、あまり免疫力が強くないので、食中毒や肺炎、結核や梅毒といった感染症全般にかかりやすく、がんにもなりやすい傾向があります。また、糖尿病や心筋梗塞、狭心症といった生活習慣病、リウマチや悪性貧血などの自己免疫疾患にもなりやすいのが弱点です。

このように、**感染症をはじめ、がんや生活習慣病になりやすいA型**の人が病気にならないためにはどうすればいいのでしょうか。生まれながらに免疫力が弱いということを考えても、まずは免疫力を高める生活をこころがけることが大切になります。

そのためには、**腸内細菌を元気にすることがポイント。腸内細菌のエサとなる穀類や豆類、野菜や果物を積極的に摂り、防腐剤や食品添加物が入ったファストフードやインスタント食品、レトルト食品といった加工食はなるべく避けるようにしましょう。**

また、がんや生活習慣病になりやすい体質なので、活性酸素の発生を抑えたり、消去する働きのある抗酸化力の強い野菜や果物で「1日7色」（154ページ参照）の食生活を目指しましょう。飲料水では、水を分解してつくった「還元電解水」や「アルカリイオン水」がおすすめです。

そのうえで、A型の人に合う食品は、豚肉、ナマズ、ウナギです。一方、合わないのはマトン、クジラ、ハマグリなど。ですから、豚肉やウナギなどを食べてスタミナアップを図るといいでしょう。

もともとA型の人は、ストレスにも弱いので運動を上手に取り入れて、気分転換をすることも大切です。おすすめは、ウォーキングや軽いジョギングなどの有酸素運動。毎日、30分を目安に行なうようにしたいもの。また、穏やかで安定した生活を好むのがA型気質ですから、食事や睡眠、排便のタイミングなどに気をつけ、できるだけ規則正しい生活をこころがけましょう。

B型人間の免疫力アップ生活術

O型に次いで免疫力が強いB型ですが、**感染症に対して案外弱い**のが特徴です。というのも、B型物質からなる病原体が意外に多いのです。たとえば、最新データでは日本人の死因の3位になった肺炎。その主要な原因である肺炎球菌のなかには、B型物質をたくさん持っているものがあります。ですから、このB型物質を大量に持った肺炎球菌がB型の人の体内に入ると、このB型物質に対する抗体を持っていないために、やすやすと細胞が攻撃され、菌の繁殖を許し感染してしまうのです。しかも、重症化しやすい傾向があります。

実は、この肺炎球菌は、人の鼻や喉に常在し、免疫力が低下すると発症します。肺炎のほか、中耳炎や副鼻腔炎、気管支炎、髄膜炎、敗血症などの原因にもなる怖い菌なので、B型の人はとくに注意が必要です。

この肺炎球菌と同じようにB型物質を大量に持っている病原体に、サルモネラ菌や大腸菌などがあります。B型の人は、これらの菌によって引き起こされる食中毒になりやすいといえます。ちなみに、サルモネラ菌による食中毒の多くは、手洗いの不徹底によって引き起こされます。病原菌で汚染されたものを触った手から感染するのです。ですから、手洗いを徹底することで、サルモネラ菌による食中毒を未然に防ぐことができます。

また、Ｂ型の人がなりやすい病気として有名なのが結核です。前述のようにＯ型の人に比べて10％もかかりやすいといわれています。特効薬が開発され、一時過去の病気と思われていた結核ですが、最近では薬の効かない結核菌（耐性菌）が登場し、年間２万人以上が発症し、２０００人以上が亡くなっています。ですから、Ｂ型の人は、結核を予防するうえでも、免疫力を低下させないことが重要なのです。

遊牧民を先祖に持つＢ型の人は、乳製品を多く摂取すると免疫力が活性化します。また、Ｂ型の人と相性がいい食べ物は、Ｂ型物質を持っているマトンやクジラ、ハマグリなど。逆に、豚肉やウナギなどは体に合わない食べ物です。

とかくＢ型の人は、自由気ままな性格のために周囲から反感や誤解されることも多く、人間関係にイライラを感じてしまいがち。そんなイライラが募るとストレスとなります。ですから、イライラを解消するためにも、カルシウム不足にならないようにこころがけましょう。おすすめは、カルシウム含有量の多い硬度３００㎎／ℓくらいの硬水。これを日頃から飲むようにするといいでしょう。

ＡＢ型人間の免疫力アップ生活術

Ａ型とＢ型の人が混血して生まれたＡＢ型は、抗Ａ抗体も抗Ｂ抗体も持っていないために４つの血液型でもっとも免疫力が弱く、**肺炎やインフルエンザなどの感染症にかかりやすい**という特徴があります。

ところが、すべての感染症にかかるかというと、かつて猛威をふるった古典型コレラに対して、ＡＢ型が強いことがわかっています。古典型コレラに対しては、免疫力が最も強い０型の人が弱く、逆に、免疫力がもっとも弱いＡＢ型の人は強いということになります。このことから、古典型コレラ菌は、０型物質にだけ特異的に吸着する性質があったのではないかと考えられます。

また、一般的にＡＢ型の人はストレスに弱く、疲れやすい傾向があります。ＡＢ型の人は孤独を愛し、大勢の人が集まる場所を苦手としているのは、免疫力が弱いことに起因していると考えられます。というのも大勢の人と接すると、それだけ感染症にかかる可能性があるからです。ですから、内向的な性格が形成されたとも考えられるのです。

このようなＡＢ型の人には、Ａ型のところで述べたように、**腸内細菌を元気にするように、そのエサとなる穀類や豆類、野菜類や果物を中心とした食生活と、明るく楽しい生活をこころがけましょう。**そうすることで、ＮＫ細胞を活性化させ、免疫力を高めることができるのです。

ＡＢ型と相性のいい食品に、牛肉や馬肉、コンブ、ソバ、ブドウなどがあります。とくに相性が悪い食べ物はありません。ただし、体質的に胃酸の分泌が少ないので、肉類の食べすぎには注意しましょう。風邪を引きやすいので、体の粘膜を強くするためにもＡＢ型の人はビタミンＡを多く含む野菜を摂ることと、ヨーグルトなどの発酵乳製品を多く摂ることも大切です。

また、同じ環境にいてもほかの血液型と比べてストレスを感じやすいＡＢ型の人には、イライラを和らげる効果のあるカルシウムの含有量が多いミネラルウォーターを飲むことをおすすめします。さらに、ストレスが多い人の体内には、活性酸素が増えています。この活性酸素を抑える「抗酸化力」のあるミネラルウォーターを飲むのもいいでしょう。具体的には、磁鉄鉱などを通過した天然水や水素水、アルカリイオン水などの飲料水を選んで、日頃から飲むように習慣づけるといいでしょう。

おわりに――腸を鍛えて、〝絶好腸!!〟な毎日を

ストレス社会のなか、みなさん、それぞれに前向きに人生を送っていらっしゃることと思います。

時代によっても、年代によっても、ストレスや抱える問題は変わっていきます。

あなたが30代、40代であれば、不景気による業務の増大、リストラへの不安などで過酷な状況が想像されます。そこに子育ての問題や経済の問題が絡んでくるので、なかなか複雑です。

あなたが50代、60代以上であれば、体にさまざまな不調や衰えを感じ、若い頃にはなかった病が現われはじめ、健康問題がこころを悩ますことでしょう。

本書では、そうした**ストレスの種類にかかわらず、また時代の状況にかかわらず、腸を鍛え、健康に保つことが「幸せ」への近道である**ということを説いてきました。

ただし、いくら「幸せ」になったとしても、残念ながら悩みや不安は完全には消えていきません。それは元々、脳がそういう傾向を持っているからです。人類は進化の過程で過

酷な状況を生き残るため、あえて心配性な脳をつくり出してきたのです。

だからこそ、第2の脳である腸を大切にし続け、「幸せ物質」を絶えず脳に送り出し、脳を励ます必要があるのです。

この腸を鍛え、健康に保つ習慣を、ぜひあなたも実践し、〝絶好腸!!〟な毎日を送っていただきたいと思います。

厳しい時代のなかで、**人類の希望の鍵は脳ではなく腸が握っている**のです。

本書が、あなたの生活を変え、少しでもこころを軽くできれば、それに勝る喜びはありません。

最後に、刊行に関しては、竹石健さん、佐藤弘子さん、そして清流出版の古満温さんに大変お世話になりました。この場を借りてお礼を申し上げます。

２０１３年　秋

藤田紘一郎

藤田紘一郎（ふじた・こういちろう）●1939年、中国東北部生まれ。東京医科歯科大学名誉教授・医学博士。東京医科歯科大学医学部卒業、東京大学大学院医学系研究科博士課程修了。専門は寄生虫学と熱帯医学、感染免疫学。「花粉症やアレルギーの原因は寄生虫を撲滅しすぎたため」とする説を広め、研究の一環として自らの体内で15年間、サナダムシ「きよみちゃん」を共生させていたことは有名。『腸内革命』（海竜社）、『脳はバカ、腸はかしこい』（三五館）、『50歳からは炭水化物をやめなさい』（大和書房）など著書多数。

絶好腸!!

ストレス、こころの不調を解消する腸の鍛え方

2013年9月26日発行［初版第1刷発行］

著者……………藤田紘一郎

発行者…………藤木健太郎

発行所…………清流出版株式会社
東京都千代田区神田神保町3-7-1 〒101-0051
電話03（3288）5405
振替00130-0-770500
（編集担当　古満　温）

印刷・製本……シナノ パブリッシング プレス

乱丁・落丁本はお取り替え致します。
ISBN978-4-86029-406-9
http://www.seiryupub.co.jp/